專門家がしっかり教える
健康図解

毒出し

工藤内科院長 内科医 漢方医
工藤孝文

日本文芸社

はじめに

なんだか疲れがとれない……、気分が重い……。理由はよくわからないけれど、なんとなく不調を感じている人は多いのではないでしょうか。その原因は、無意識のうちに心や体にため込んでしまった「毒」かもしれません。

私のクリニックには、動悸、めまい、過呼吸、不眠、肥満といった症状を抱える患者さんが毎日のように訪れます。こうした症状の多くは、ストレスという名の「心の毒」によって起こり、何もせずに放っておくと、心の病気に繋がります。また、「心の毒」は生活習慣病などを招く「体の毒」を生み出す要因にもなります。「体の毒」は、生活習慣の乱れなどでもたまるので、毒の根源を見つけるためには、心と体の両方の状態を知る必要があります。

「コロナうつ」「コロナ疲れ」という言葉をよく耳にしますが、これは病名ではありません。しかし、新型コロナウイルス感染症にまつわる様々なことをきっかけに、多くの人がより「毒」をため込みやすくなっていると感じています。まだ病気にはなっていないから大丈夫などと放置せず、早めに心と体の「毒出し」を始めましょう。

本書で私が提案するのは、誰でも簡単にできる「毒出し」の方法です。食事法やライフスタイル、漢方薬などを紹介していますので、ご自身の症状に合わせて、気に入った方法をぜひ試してみてください。不調に悩んでいる方の心と体の「毒」を出し、健康をとり戻すための一助となれば幸いです。

工藤内科院長 内科医 漢方医　**工藤孝文**

2つの最強毒出し

不調の原因となる2大『毒』

病気ではないけど、なんだか体調がすぐれない……。その不調の原因は、心や体にたまった「毒」かもしれません。たまったまま放置してしまうと、大きな病気になるなどとり返しのつかないことになってしまいます。

気がつきにくい

心の毒

人間関係がうまくいかない……

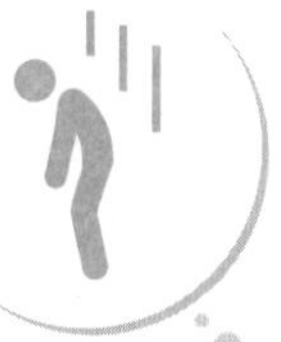

将来が不安……

仕事の責任が重い……

ストレスなどでたまる!

自覚症状のない

体の毒

お酒を飲み過ぎてしまう……

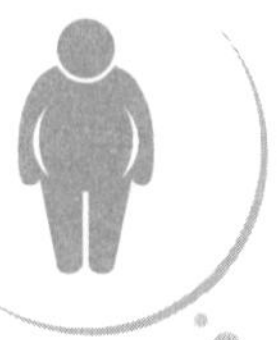

食べ過ぎてしまう……

運動不足……

生活習慣の乱れなどでたまる!

ダルい、つらい、
痛いが消える

「心」と「体」

心の毒がたまると……

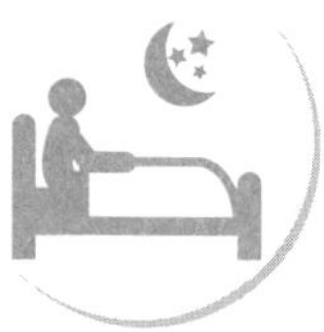

眠れない……

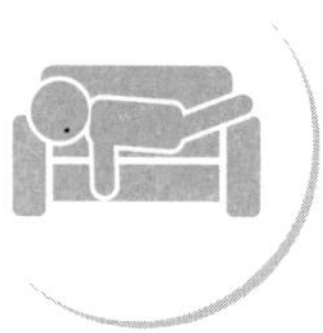

疲れが
とれない……

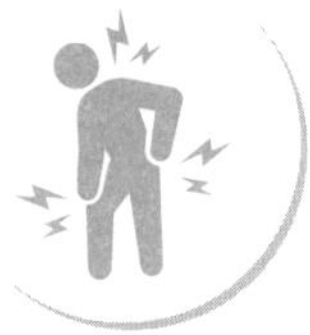

原因不明の
体の痛み……

など

体の毒がたまると……

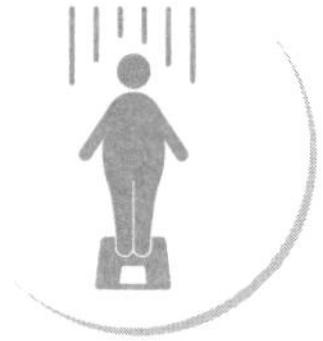

最近太った……

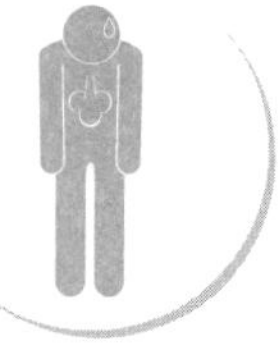

息切れが
する……

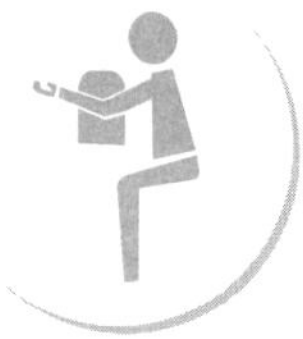

血圧が
高め……

など

病院に行くほどではないと我慢する……

**毒をきちんと出さないと
新たな病気を呼び込むことに!**

なる「心の毒」を出す

どのくらい心の毒がたまっているのかチェックしよう!

下記のチェックリストで、あてはまるものがいくつあるかチェックしてみましょう。あてはまるものが多いほど、心の毒がたまっている可能性があります。

- □ 何もしていないのに疲れる
- □ やる気はあっても体が動かない
- □ 食欲がない、暴飲暴食してしまう
- □ 頭痛が起こりやすい
- □ 朝起きられない
- □ 怖くて外出できない
- □ 悪いニュースばかり見てしまう
- □ ネガティブなことばかり考えてしまう
- □ なかなか寝つけない、何度も目が覚める
- □ 寝る前に落ち込みが激しくなる

チェックの結果

1~2個 ▶ 少し疲れています

3~5個 ▶ 少し心の毒がたまっています

6~9個 ▶ 心の毒がたまっています

10個 ▶ かなり心の毒がたまっています

数が多いほど、心の毒出しが必要です。また、10個あてはまった人はうつ状態の可能性もあるので医療機関を受診することをおすすめします。

しんどい疲れの原因と

心にたまった毒を出す8大毒出し

「デジタルデトックス」で
スムーズに入眠

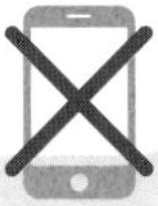

→P.44へ

朝一杯の牛乳で
ぐっすり眠る

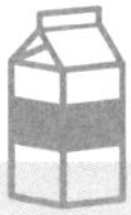

→P.46へ

朝バナナと夜キウイで
睡眠の質を上げる

→P.48へ

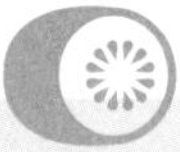

しらすと大豆で
ストレスを緩和

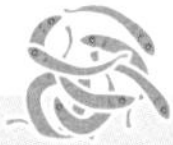

→P.50へ

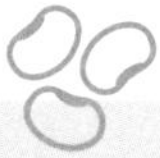

よいため息をついて
リラックス状態に

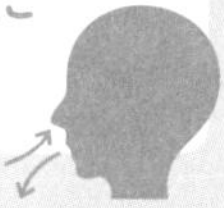

→P.52へ

心に効くツボで
疲れを癒やす

→P.54へ

頭皮マッサージで
自律神経を整える

→P.56へ

GABAと乳酸菌の力で
弱った心を元気に

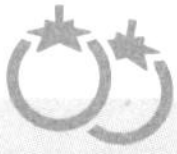

→P.58へ

「体の毒」を消し去る

健康診断で体にたまった毒を知ろう

健康診断の結果を見て「多少基準値から外れている程度だから問題ない」などと放置すれば、将来は取り返しのつかいない事態に。人生100年時代を元気に過ごすためにも、早めに体の毒を出してケアを始めることが大切です。

＼ お腹まわりにたまる ／

内臓脂肪

増え過ぎると生活習慣病にかかるリスクが高まります。

＼ 血液をドロドロにする ／

コレステロール

バランスが崩れると、動脈硬化を引き起こします。

＼ 脂肪のもととなる ／

中性脂肪

内臓脂肪になったり、コレステロールのバランスを崩したりします。

＼ 糖尿病の原因となる ／

血糖値
HbA1c

糖尿病の合併症により失明・下肢切断・人工透析の可能性も。

＼ 肝臓の異常を知らせる ／

ALT
AST
γ-GTP

肝臓に異常があると数値が高まり、脂肪肝かどうかなどを判断します。

＼ 血管をボロボロにする ／

高血圧

血栓ができやすくなり、脳梗塞や心筋梗塞のリスクが高まります。

健康診断でわかる

体にたまった毒を出す6大毒出し

内臓脂肪 は
「緑茶コーヒー」で改善
→P.72へ

コレステロール は
キャベツと「おからヨーグルト」で改善
→P.76へ

中性脂肪 は
「おかずみそ汁」で改善
→P.80へ

血糖値 HbA1c は
「やせる出汁」で改善
→P.84へ

ALT AST γ-GTP は
枝豆としじみで改善
→P.88へ

高血圧 は
減塩と緩めの運動で改善
→P.92へ

毒を出す最強漢方

日本伝統医学「漢方」で毒を出す体質に

漢方は、中国から伝わってきた東洋医学を、日本人の体に合わせて独自に発展してきた日本の伝統医学です。症状を局所的に治療する西洋医学と異なり、漢方では、自然由来の原料を用いる生薬で体質を改善し、体の内側から治療していきます。

漢方は自分の体質に合わせて選ぶ！

漢方では、心身の状態をみるときの指針となる「証《しょう》」という概念があり、これに基づき、体の状態を「気《き》」（目に見えないもの）、「血《けつ》」（全身をめぐる血液）「水《すい》」（血管外にある体液）などから判断して、多角的にとらえます。

（詳細はP.108へ）

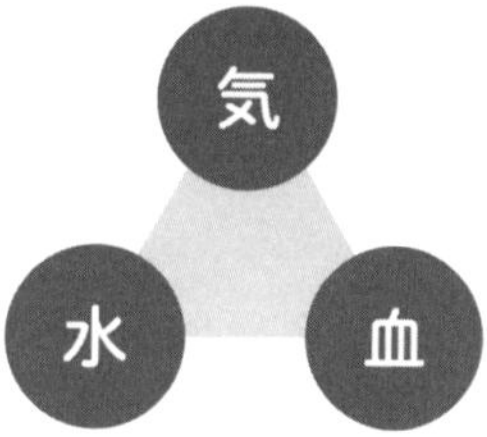

「気」「血」「水」それぞれのタイプのおすすめ漢方薬

「気」タイプは気の乱れ、「血」タイプは血流の滞り、「水」タイプは循環の悪さなどで不調を起こします。自分のタイプを知って上手に漢方薬をとり入れ、毒を出すことのできる体質に変わっていきましょう。 （詳細はP.110へ）

「気」タイプにおすすめの漢方薬 ➡	大柴胡湯《だいさいことう》
「血」タイプにおすすめの漢方薬 ➡	防風通聖散《ぼうふうつうしょうさん》
「水」タイプにおすすめの漢方薬 ➡	防已黄耆湯《ぼういおうぎとう》

飲むだけで心と体の

毒を出す究極の漢方薬「人参養栄湯《にんじんようえいとう》」

＼ こんな不調に効く! ／

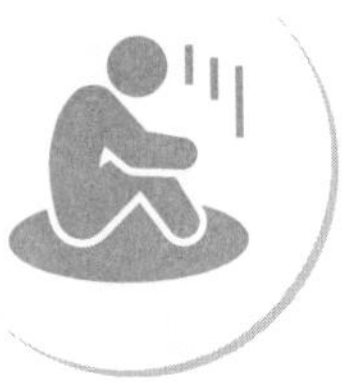

気分が落ち込む

疲れやすい

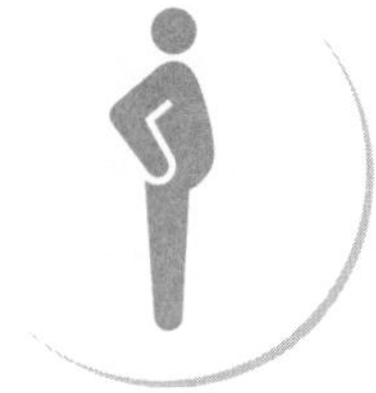

太りやすい

など

12の生薬が入っている!

人参《にんじん》	白朮《びゃくじゅつ》	黄耆《おうぎ》
陳皮《ちんぴ》	遠志《おんじ》	五味子《ごみし》
当帰《とうき》	地黄《じおう》	茯苓《ぶくりょう》
甘草《かんぞう》	桂皮《けいひ》	芍薬《しゃくやく》

ドラッグストアでも
＼ 購入ができる! ／

**体に合った漢方薬を飲むだけで
心と体の毒を出すことができる!**

目次

第1章

「心の毒」ストレスからくる体の不調

第2章 心の毒出し——実践編——

目次

目次

第4章 飲むだけで毒を出す漢方薬の選び方

第1章

「心の毒」ストレスからくる体の不調

多くの不調や病気の原因は、知らず知らずのうちにため込んだ「心の毒」。なにげない習慣が生むストレスをチェックしてみましょう。

あらゆる不調の原因となる「心の毒」って何？

命に関わるダメージになることも!?

人間関係がうまくいかない、仕事での責任が重い、将来が不安……。現代社会を生きるうえで、ほとんどの人がストレスや悩みなどを抱えているのではないでしょうか。ストレスはあってあたりまえ、周りの人も同じような悩みを抱えているから、などと放置してしまうと、これらはやがて「心の毒」となって蓄積されてしまいます。

心の毒はたまり過ぎてしまうと、うつ病やパニック障害、自律神経失調症など、心の病気を引き起こすことに繋がります。また、免疫力や自己治癒力を低下させ、ひどい場合には、脳卒中、心筋梗塞、糖尿病、がんなど、命に関わる大病を招く可能性も。日頃から心の毒を出し、心の健康を守ることは非常に重要なことなのです。

ただ、**心の毒の厄介なところは、たまっているのに気がつかないケースが多いこと**。心の毒をため込んでいる自覚のないまま不調を引き起こしてしまうのです。このような事態にならないためにも、**ストレスを受けると表れる、肩がこる、眠れない、気分が落ち込むといった、様々なサインを見落とさないようにしましょう。**

心の毒がたまると心の病気に!

ストレスなどは気がつかないうちに心の毒として蓄積されていきます。放置すれば、心の病気に繋がる重大な事態に。

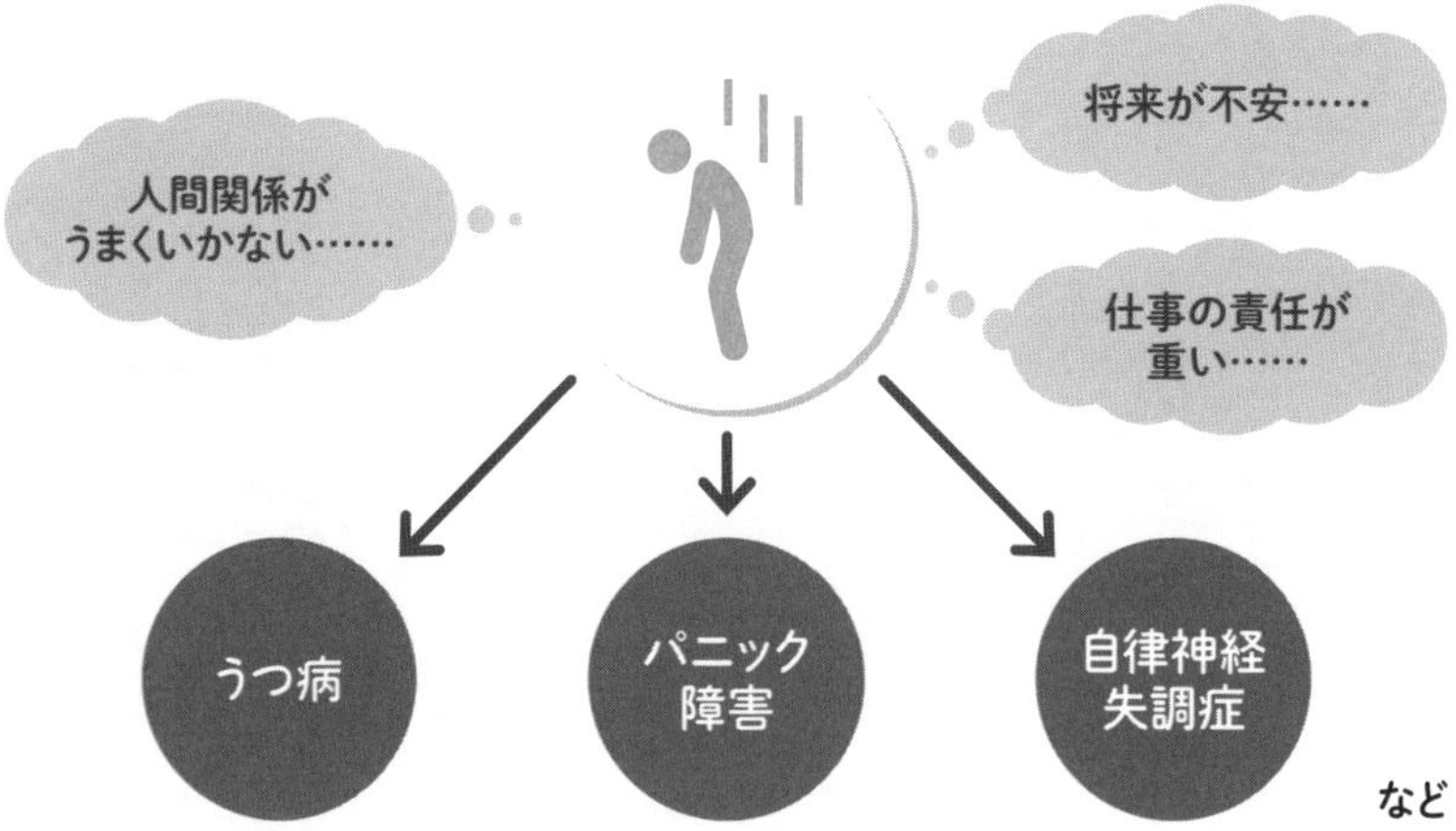

／　様々な心の病気に!　＼

ストレスを受けると表れる様々なサイン

肩がこる　　眠れない　　気分が落ち込む　　怒りっぽくなる　　など

ストレスのサインを放置すると
心や体の病へ繋がることも!

第1章

心の毒のもと、「ストレス」で体調が悪くなる理由

ストレスは命を守る大切な体の機能

ストレスが心の毒となり、心身にダメージを与えるのなら、なぜ体にはストレスを感じる仕組みが備わっているのでしょうか。

　今から数万年前、私たちの祖先は狩猟や採集をして暮らしていました。敵と出会った瞬間には、命がけで戦ったり必死に逃げたりすることも。その際、素早く体を動かせるよう心拍数や血圧を急上昇させ、筋肉や脳の血流を増やす必要があったのです。これが「ストレス反応」。現代の私たちが恐怖や不安を感じたとき、頭に血がのぼったり胸がドキドキしたりするのは、原始時代を生き抜くために獲得した大切な体の機能だったのです。

　しかし、命の危機に直面することがほとんどなくなった現代において、**過度なストレスはむしろ心の毒となって不調を生み出しています。**その1つが**自律神経のバランスの乱れ。血流が滞り、頭痛や腰痛などを引き起こします。また、めまいや腹痛、睡眠障害などの症状が表れる場合も。**

　このように、解消できずに長く続くストレスは不調を引き起こすこととなり、蓄積すればするほど見過ごせない大きなダメージとなっていくのです。

ストレスはもともと命を守る体の機能

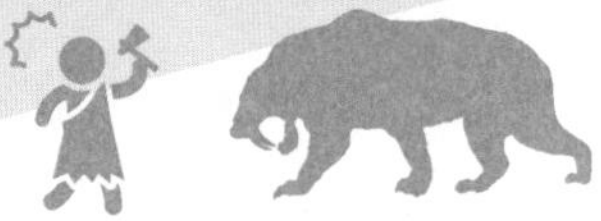

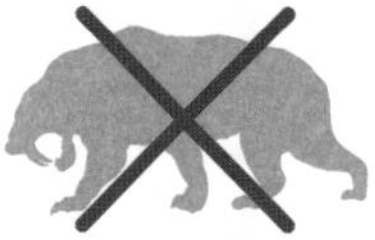

原始時代

敵と遭遇

➡ 生きるために戦う? 逃げる?
心拍数の増加や血圧が上昇

➡

現代

敵がいない

➡ 精神的重圧が自動的に働く
仕組みだけが残った

原始時代から残る「ストレス反応」は、命に関わる緊急事態を切り抜けるために、瞬時に起きる強い生体反応。心理面、身体面、行動面の反応として表れます。

ストレスが不調を引き起こすメカニズム

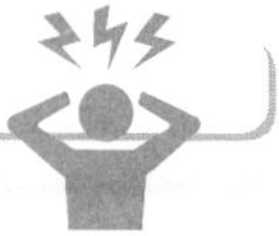

強いストレスを受ける

⬇

自律神経のバランスが乱れる

⬇

頭痛 / 腰痛 / めまい / 腹痛 / 睡眠障害

など

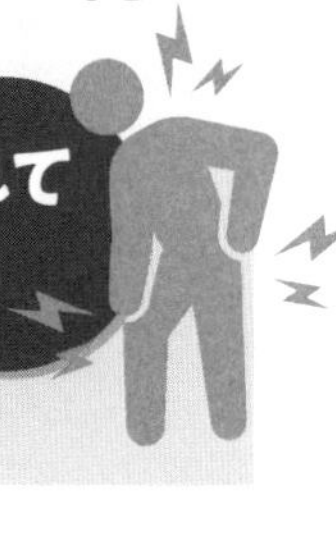

ストレスによって自律神経のバランスが乱れて体のあちこちに不調が生じる!

心と体を繋ぐ自律神経とは

生命維持のため24時間働く自律神経

私たちの体にある無数の神経は、大きく中枢神経と末梢神経に分けることができます。

中枢神経は脳と脊髄で構成され、全身に指令を送る神経系統の中心的役割を担います。一方、末梢神経は、体中に張り巡らされた情報伝達のネットワークで、**自分の意思でコントロール可能な体性神経（運動神経・感覚神経）と、私たちの意思に関係なく働き続けている自律神経があります**。中枢からの指令を伝えて筋肉を動かす運動神経や、目・耳・鼻・皮膚などがとらえた感覚を中枢に伝える感覚神経に比べると、自律神経はイメージしにくいかもしれません。でも、目覚めているときも寝ている間も呼吸や心臓が止まることなく動き、血液がスムーズに流れ、消化吸収や体温調節が行われているのは、24時間３６５日休まず働いている自律神経のおかげです。

アクセル役の交感神経とブレーキ役の副交感神経からなる自律神経は、交感神経が優位になると体は活動・緊張状態に。逆に、副交感神経が優位になると休息・リラックス状態になります。つまり、**交感神経と副交感神経がバランスよく働くことによって、心と体の健康が保たれているのです**。

24時間365日休みなく働く自律神経

生命維持に欠かせない体の働きをつかさどっている自律神経には、アクセル役の交感神経とブレーキ役の副交感神経があります。

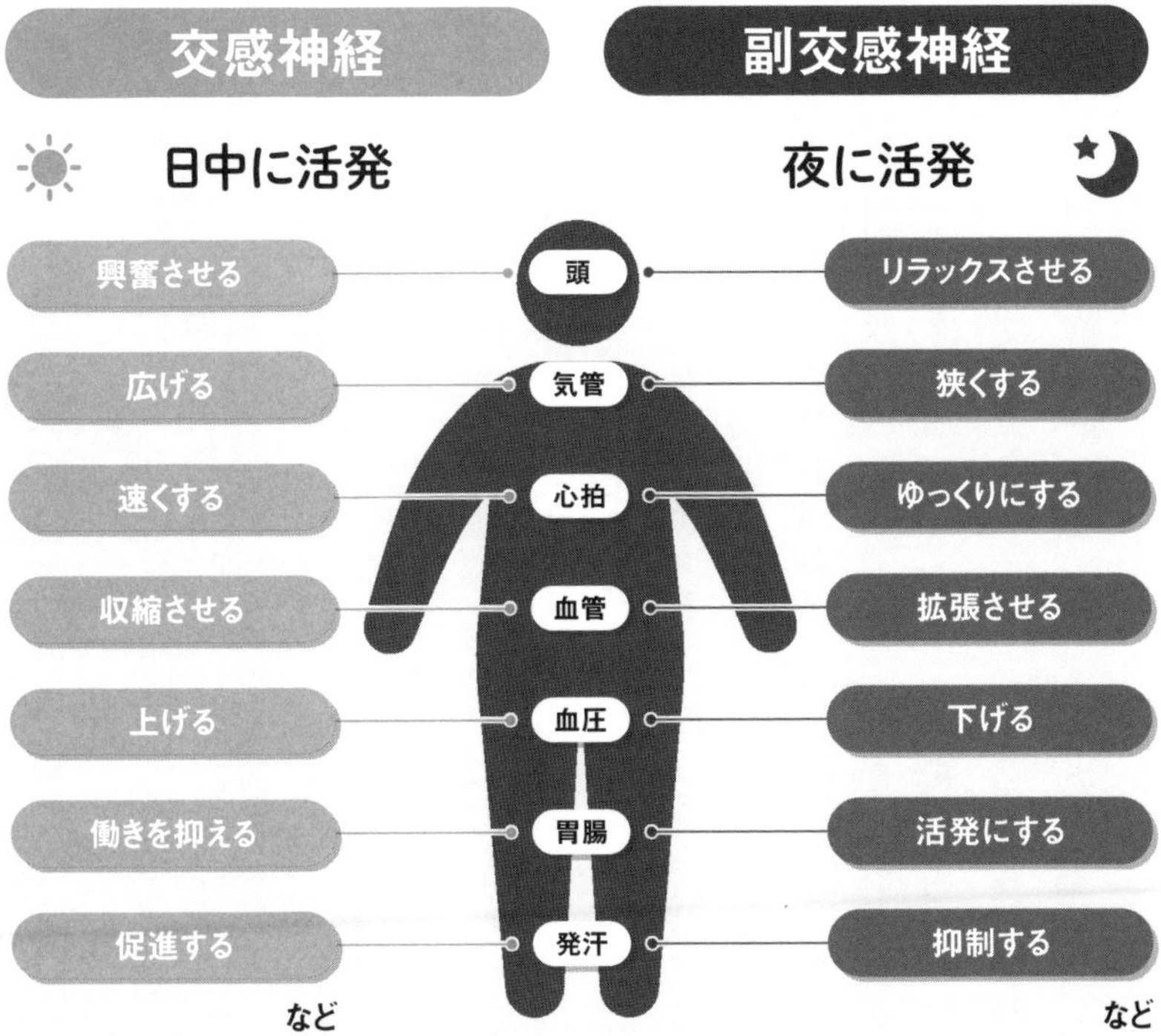

自律神経が整っていれば心も体も安定する

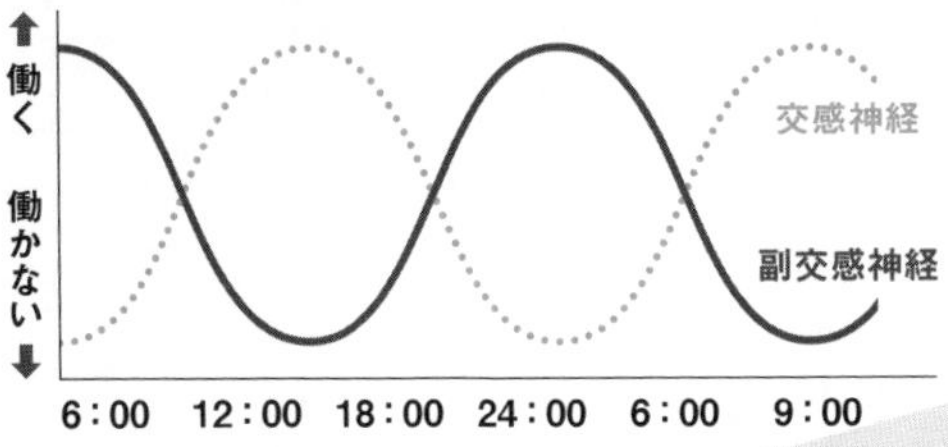

日中は交感神経が優位になって活発に活動し、夜は副交感神経が優位になって良質な睡眠をとる。このバランスがとても大切です。

ストレスで起こる「自律神経失調症」

検査をしても原因が見つからない

内臓の動きや血液の流れをはじめ、生命を維持するために欠かせない働きを制御している自律神経。先にお伝えした通り、私たちの意思とは関係なく働いていますが、**不規則な生活やホルモンの変化、肉体的・精神的ストレスなどによって、交感神経と副交感神経のバランスが乱れてしまいます**。

例えば、人間関係や仕事での悩み、不安、プレッシャーなどでストレスを受けると、交感神経が優位になります。すると、血管が収縮して血流が滞り、血液がドロドロの状態に。体には、頭痛やめまい、肩こり、腰痛、倦怠感、冷え、腸の働きの低下による便秘や下痢、肌荒れといった不調が表れます。また、ちょっとしたことにイラつく、落ち込む、やる気が出ない、記憶力や集中力が低下するなど、メンタル面にも影響が出てきます。

自律神経の乱れによって起きる様々な症状は、自律神経失調症と呼ばれています。症状から疑われる病気に関する検査をしても、異常が見つからないのも特徴の1つ。改善には、ストレスの緩和をはじめ、睡眠不足や運動不足の解消など、ライフスタイルを見直すことがとても大切です。

様々なストレスが原因で自律神経失調症に

自律神経失調症には下記のような4つのタイプがあります。本態性型は先天的なものですが、それ以外はストレスや心理的な問題が原因とされています。

1 本態性型
これといった原因はなく、生まれつき自律神経の働きが乱れやすい。低血圧や虚弱体質、体力に自信のない人に多い。

2 神経症型
心理的な問題を抱えている。繊細で、自分の体の不調を敏感に感じとり、小さなことでもくよくよ思い悩む人がなりやすい。

3 心身症型
自律神経失調症で最も多く見られるタイプ。日常生活でのストレスを無理に抑え込もうとして心が疲労して起きる。

4 抗うつ型
ストレスが解消できずに慢性化し、うつに似た状態に陥っている。几帳面で手を抜けない完璧主義、抱え込むタイプは要注意。

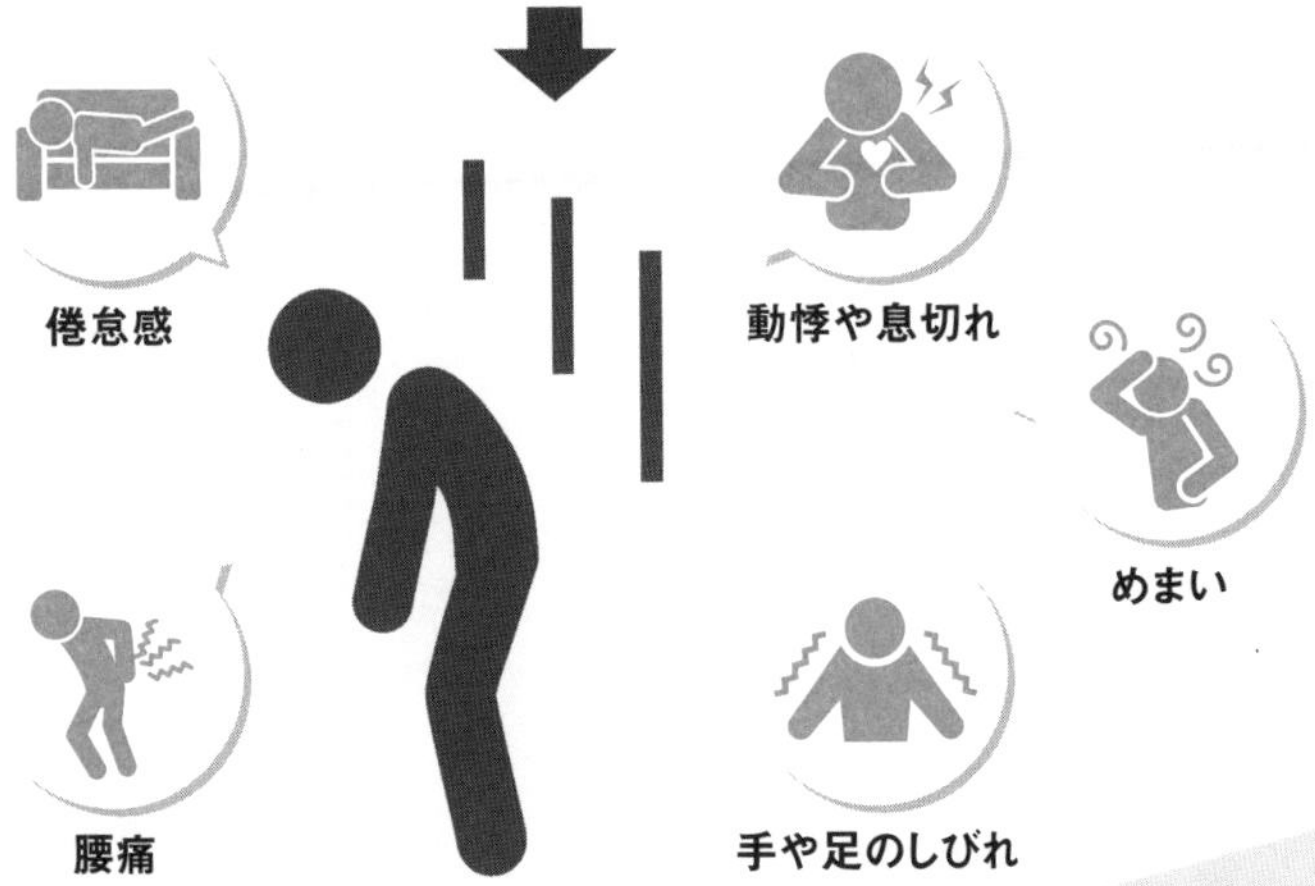

原因不明の不調は自律神経失調症の可能性大

第1章

乱れやすい現代人のホルモンバランス

ホルモンはわずかな量で働く潤滑油

体内環境を維持するために欠かすことのできない自律神経ですが、もう1つ忘れてはならないのが「ホルモン」です。瞬時に反応する自律神経とは違い、ホルモンは血液によって運ばれながらゆっくりと働きます。体のあらゆる場所から分泌される物質で、現在わかっているだけでも100種類以上あります。

例えば、腸と脳から分泌されるセロトニンには、心を安定させる、自律神経のバランスや腸内環境を整える、過食を防ぐなどの役割があります。ストレスを軽減してリラックスさせてくれるホルモンで、別名「幸せホルモン」とも。朝、太陽の光を浴びると分泌されますが、ストレスが続くと減少。セロトニンが不足したままだと、うつや不安障害、睡眠障害になることがあります。

このほか、**様々なホルモンが体の機能がスムーズに働くための潤滑油になっています。**ホルモンはごく微量で効果を発揮しますが、血液中には水を張った50mプールにスプーン1杯ほどの量しかありません。健康維持のため、色々な機能を調節してくれるホルモンですが、**バランスが乱れると心や体に影響が表れるので注意が必要です。**

ホルモンは100種類以上

ホルモンは臓器から分泌され、わずかな量で心と体の働きを左右します。ここでは、主なホルモンを紹介します。

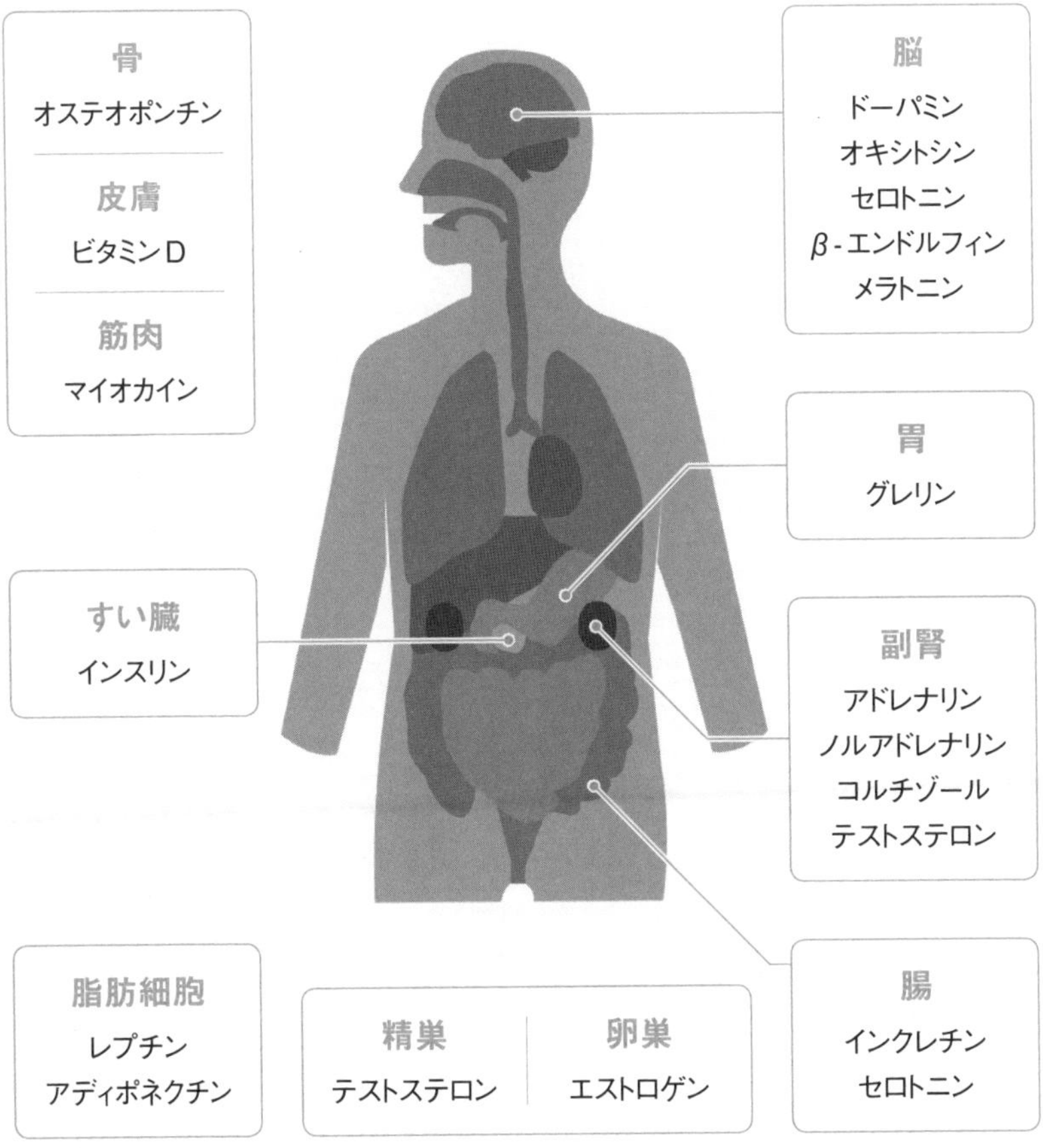

ホルモンの分泌には体内時計のほか、食事、ストレス、性周期、加齢などが影響している

第1章

うつ、パニック――心からくるヤバい症状

意外に多いうつ・パニック障害

うつ病は100人に約6人が経験するといわれており、精神的、あるいは身体的にストレスを受けることで脳が正常に機能しなくなって発症すると考えられています。その**症状は、意欲が出ない、食欲が減退する、眠れない、体がだるい、疲れやすい、寝起きがすっきりしない、頭が重いなど、誰でもよく経験するもの**。そのため、**心の病気だと気づいていないことも多いのが特徴です**。

1000人に6～9人が発症するといわれているのがパニック障害。理由もないのに突然、動機やめまい、発汗、吐き気、手足の震えといった発作を起こし、救急搬送されることもあります。しかし、**生命の危機に直面したような恐怖と発作を繰り返すのに、検査をしても異常が見つかりません**。そのため、初めは心配していた周囲の人も「またか」「気のせいなのに大騒ぎしてる」という接し方になりがちで、本人にとっては非常につらいもの。また発作が起きるのではという不安が消えず、仕事や外出ができなくなるケースもあります。体の症状に敏感な人や、継続的にストレスにさらされていると発症しやすく、自律神経との関わりも指摘されています。

心の毒が原因で発症する3大心の病気

うつ病やパニック障害は心の毒がたまると発症する確率が高くなります。少しでも症状があれば、我慢をせず医師の診察を受けましょう。

うつ病の主な症状

楽しい気分になれない

食欲がない

眠れない

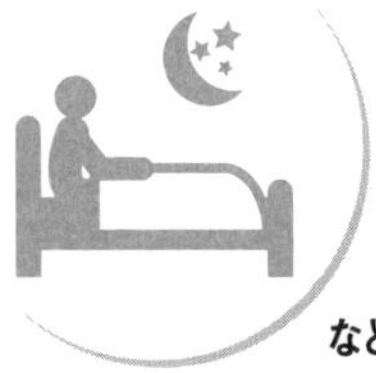

など

パニック障害の主な症状

めまい

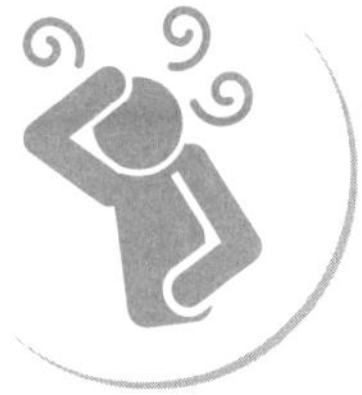

発汗

震え

など

無理せずゆっくりと治療

うつ病もパニック障害も薬物療法が効果を発揮するほか、休養や精神療法などが症状を改善させる場合も。医師の診察をもとに適切な治療を行うことで、症状の長期化や再発を防ぐことができます。

第1章

ストレスが高血圧、がん、心筋梗塞を引き寄せる原因に!?

死に至る病に直結するストレス

血圧は心の状態が大きく影響されるため、終始ストレスにさらされる仕事中は、健康な人でも10㎜Hgほど上がることが多いです。これは「職場高血圧」といわれる隠れ高血圧の1つです。**知らず知らずのうちに血圧が高い状態が続き、血管は次第にかたくなってもろくなります。そこに強いストレスや怒りを感じると、自律神経（交感神経）が血管をぎゅっと締め上げ、血圧が急上昇。脳出血や急性大動脈解離などを引き起こし、場合によっては死に直面してしまいます。**

また、血液中にストレスホルモンが増えると血液が凝固しやすくなり、「血栓」と呼ばれる血のかたまりができることも。血栓が肺の血管に詰まれば肺塞栓症、同じことが脳で起きれば脳梗塞、心臓ならば心筋梗塞を発症します。

日本人の死因のトップであるがんは、細胞分裂するときに起きる細胞のコピーミスが原因です。そのほとんどは小さなうちに免疫細胞が退治していますが、**ストレスによって免疫力が低下すると、免疫細胞の攻撃をすり抜けたがん細胞が増殖してがんになってしまうのです。**

ストレスが招き寄せる怖い病気

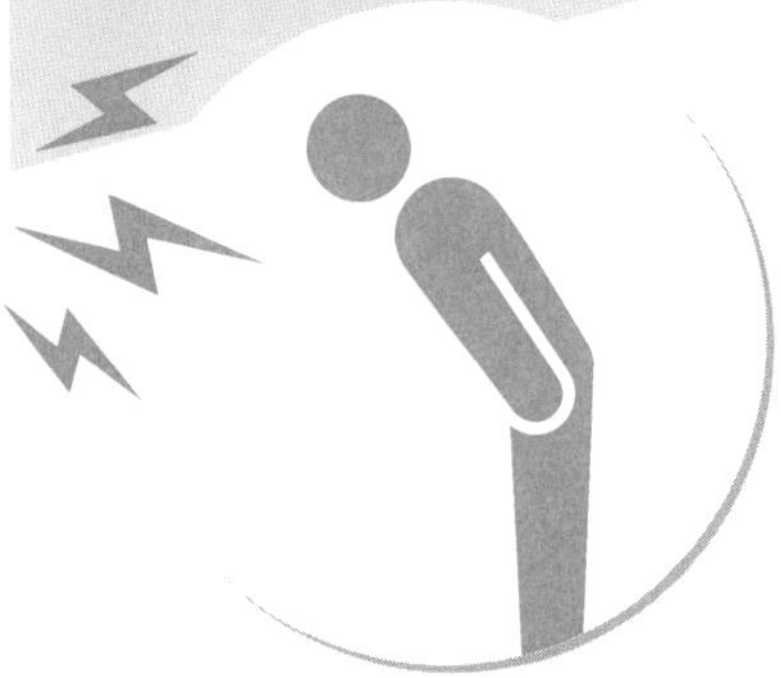

ストレスで血圧が跳ね上がる

普段は正常でも、職場で高血圧になる「職場高血圧」や、医療に携わる人の前で血圧が上がる「白衣性高血圧」という症状があります。これらは、限られた条件で受けるストレスが原因で起こると考えられています。

ストレスが心筋梗塞の引き金に

ストレスによって高血圧が続くと、血液が凝固しやすくなり、血栓と呼ばれる血のかたまりができることがあります。血栓によって血管がつまると、心筋梗塞や脳梗塞を引き起こしてしまうことも。

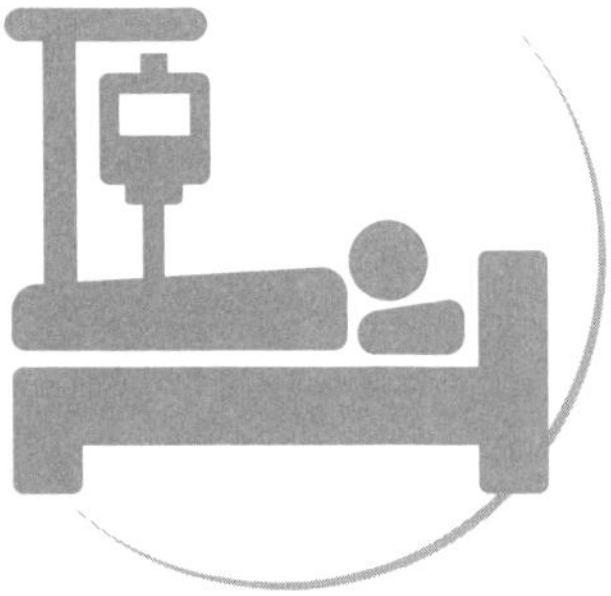

ストレスで免疫力が低下治療にも影響する

ストレス状態が続くと、交感神経が優位になり血流が悪化します。自律神経にコントロールされている免疫システムにも影響が及び、がん細胞や病原体から身を守る機能が低下してしまうのです。

ネット検索が不調を招く「心気症」

症状を検索しただけなのに……

色々な情報をスマートフォンやパソコンでさっと検索。とても便利ですが、この手軽さが心の毒を招いてしまう恐れがあります。

痛みや不快感が続くとき、症状をネットで検索したことはありませんか。それで解消できればよいのですが、予想もしなかった病気、**仮に大腸がんの初期症状にあてはまったとすると、「自分は大腸がんなのだ」と思い込み、病気のことしか考えられなくなってしまいます。**すると、心配を加速させてしまう情報ばかりが目に入るようになり、その心理状態が、実際に身体症状を引き起こすことさえあるのです。こうした、**目に入った情報が原因で極度に心配し、不安にとらわれてしまう「サイバー心気症」が非常に増えています。**

サイバー心気症の改善に有効なのは、スマートフォンやテレビといった不安をあおる情報源を絶つこと。さらに、質のよい睡眠や食養生で自律神経を整えると、ほとんどのケースは改善します。2週間経っても改善しない場合は、実際に医療機関を受診するのも1つの解決方法。本当に病気なら早期治療ができ、そうでない場合は「病気ではない」と知ることで、心の平安を取り戻すことができます。

何気ないネット検索で「サイバー心気症」に!

ネットで気になる症状を検索すると、病気の可能性が……。実際は病気ではないのに、不安にとらわれて不調を引き起こしてしまうことがあります。

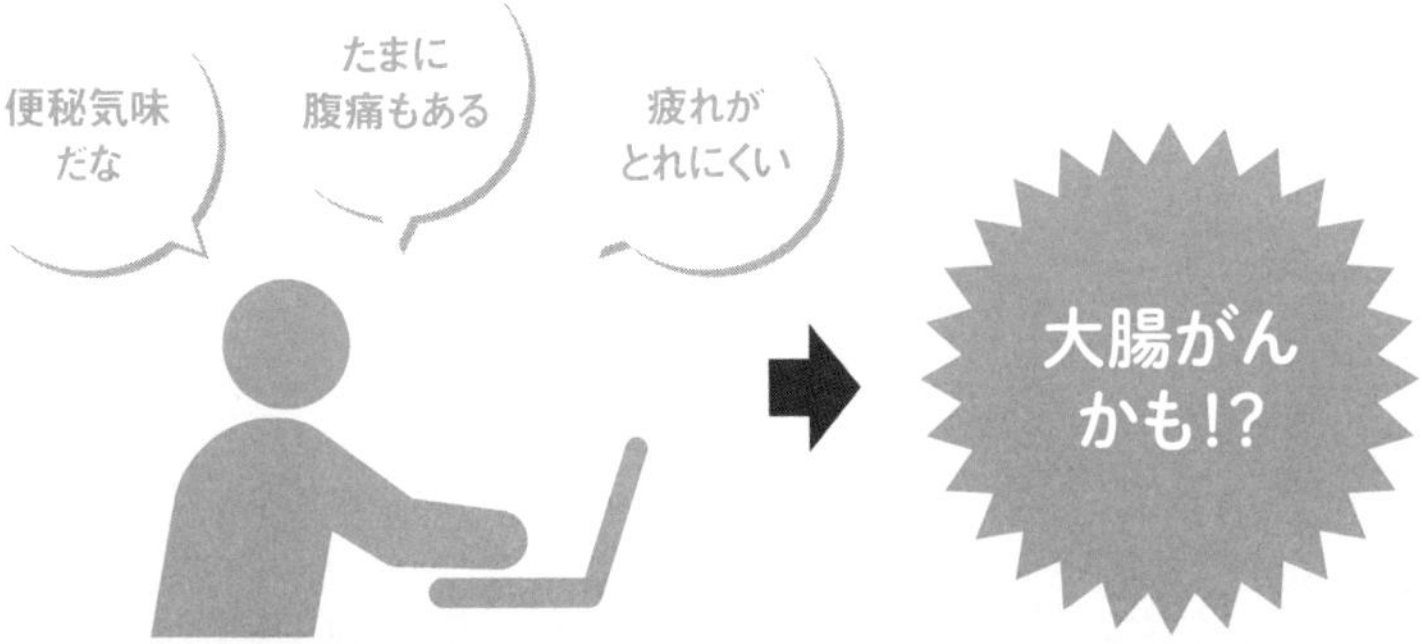

ネットで症状を検索すると……

大きな病気の情報ばかりが目につく!

自分は病気だと思い込むと本当に痛みが出ることもある

＼ 思い切って電源をオフにする! ／

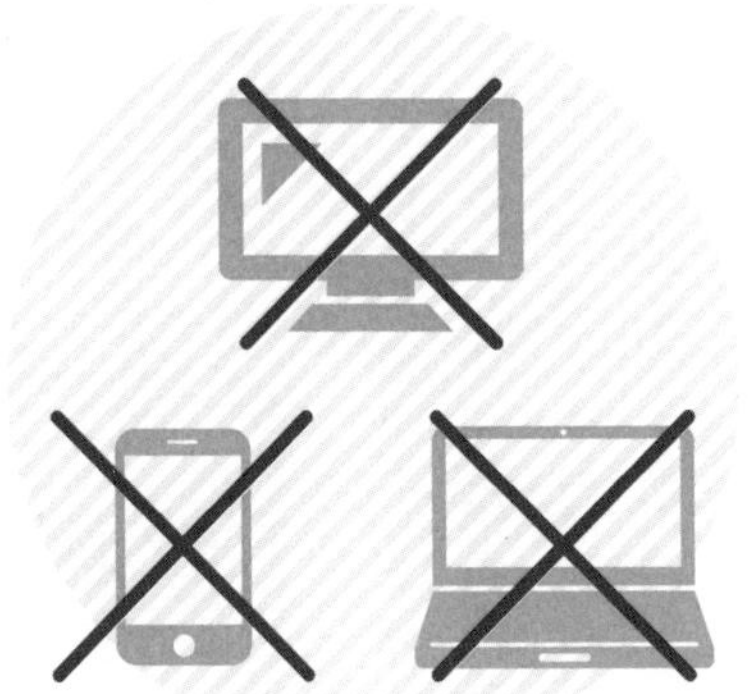

まずはネガティブな情報を絶つ

診察や検査を受けていないのに「がん」と思い込ませるようなネガティブな情報は心の毒。原因をきっぱり絶ち、2週間が経っても症状が改善しなければ病院へ。

ストレスがあると全くやせない理由

食欲がコントロールできなくなる!?

「ストレスがたまるとつい食べ過ぎてしまう」という経験がある人は多いのではないでしょうか。実はこれは自然なことで、決して意思の弱さで起こるわけではありません。

ストレスと食欲には様々なホルモンが関係しています。そのうちの1つが、ストレスを感じると分泌される「コルチゾール」。体を興奮状態にしてストレスを乗り切ろうとする働きがあるのですが、同時に食欲を抑える「セロトニン」というホルモンの働きを抑制。これにより食欲が増してしまうのです。

また、**空腹でもないのに食べてしまう「エモーショナル・イーティング（感情的摂食）」というものがあります**。そもそも空腹には2つの種類があり、1つは体のエネルギー不足から起こる「生理的空腹」、もう1つはストレスによって感じるニセモノの食欲による「心理的空腹」です。**生理的空腹は食べれば解消されますが、心理的空腹はいくら食べても満たされません**。対処法としては、過度な食事制限をやめる、食べ物を見えない所に置くなどがありますが、最も有効なのは、規則正しい生活を送りながら、ストレスを発散してためないようにすることです。

ストレスが招くエモーショナル・イーティングとは

空腹には2つの種類がある

① 生理的空腹

体のエネルギー
不足

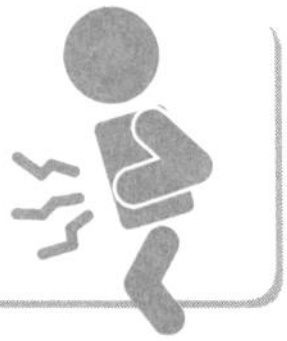

↓

食べれば解消する
本物の食欲

② 心理的空腹

ストレスによって
交感神経が
優位になっている

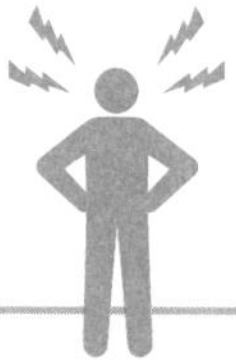

↓

食べても止まらない
ニセモノの食欲

エモーショナル・イーティングで太る仕組み

ストレスにより
心理的空腹を感じる

→ 食べることで
一時的に
ストレスを
紛らわせる

→ 太ったり、体に異常が
出たりしてしまう

→ 後悔や
罪悪感で
ストレスを
感じる

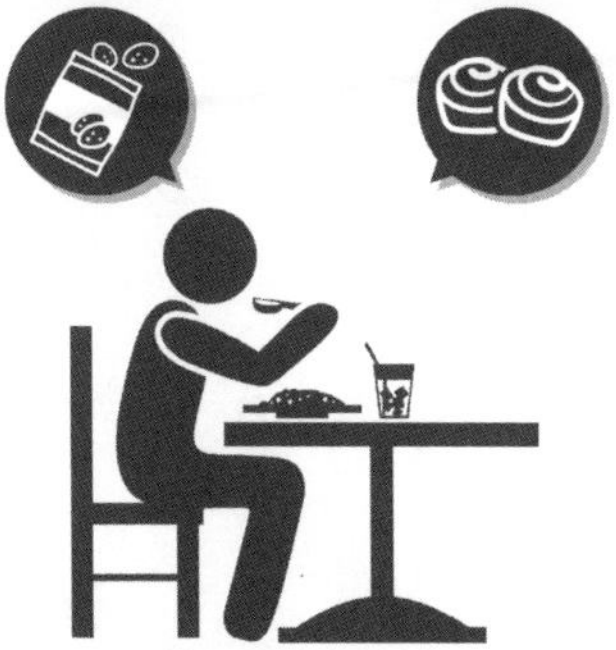

毒になるストレスをしっかり出そう

ストレスゼロは目指さなくていい

ストレスが心と体にどのような影響を与えているのか、様々な例をお伝えしてきましたが、ストレスにはデメリットしかないわけではありません。例えば、大きな目標や新しいことに挑戦するときには、プレッシャーを感じますが、なんとしてもやり遂げようという意欲や熱意も生まれます。それがエネルギーとなって、今まではできなかったことが達成できたり、自信に繋がったりもします。日常生活を送っていれば、ストレスがゼロになることはないですし、適度なストレスはときにカンフル剤になることもあるのです。

気をつけたいのは、心や体の毒になるような過度なストレス。つらい症状や大きな病気を招かないためにも、小さな不調のうちに心の声に耳を傾けてください。放置せず、ストレスが大きくなる前に解消することが大切です。とはいっても、疲れを癒やそうと、1日中ゴロゴロしていたら夜眠れなくなった、運動不足解消のためにジムに通い始めたら翌日まで疲労が残るなど「ストレス解消疲れ」は避けたいところ。次の章からは、食事や睡眠、リラックスタイムの過ごし方など、心と体がよろこぶ毒出しの方法を紹介します。

ストレスは自分に合った方法で解消しよう

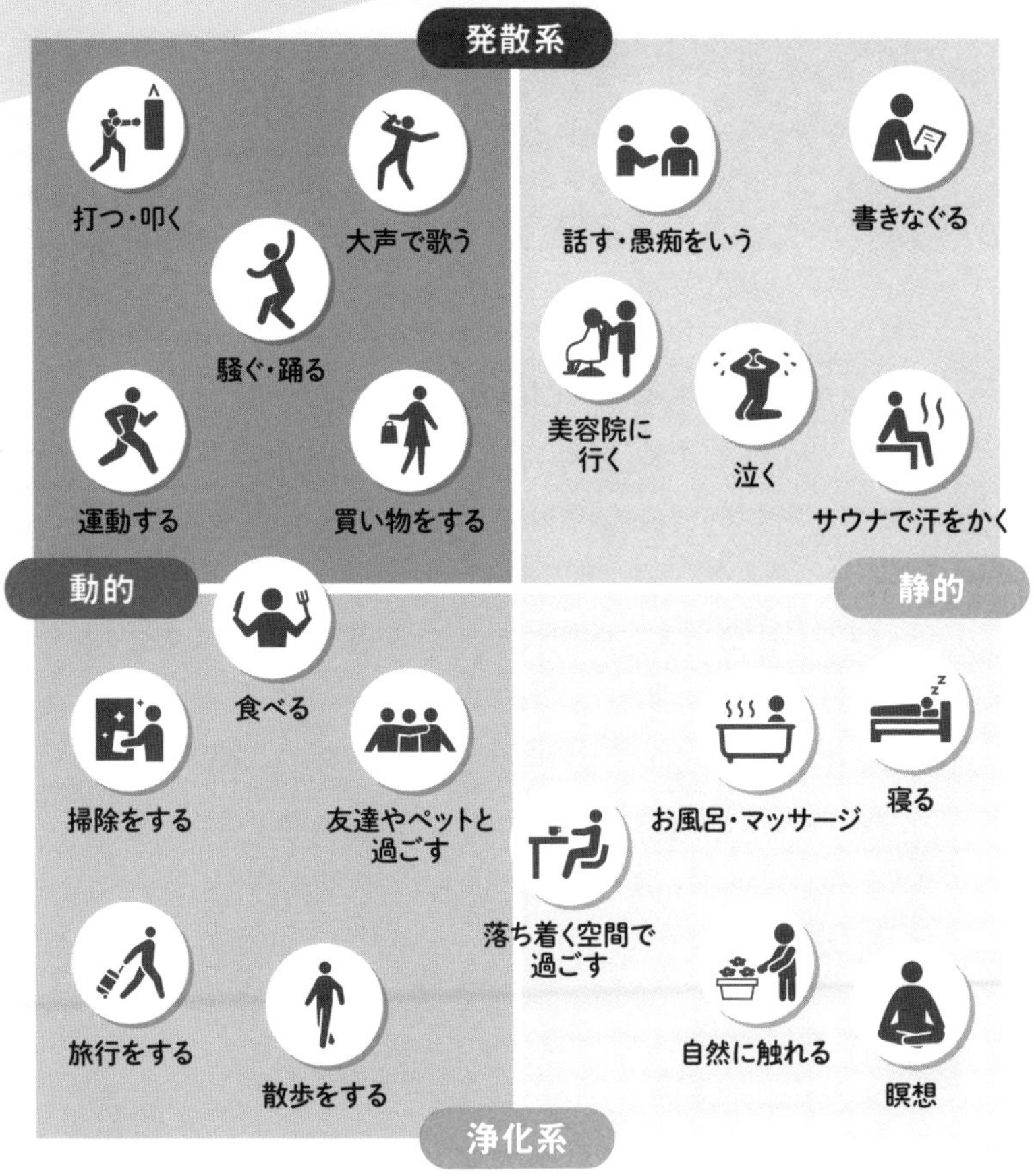

ストレス解消疲れが
ストレスのもとになることも……

ストレス解消のために始めたスポーツや趣味で頑張り過ぎると、疲れがたまったり、新しいストレスになることも。ほどよく力を抜いて楽しみましょう。

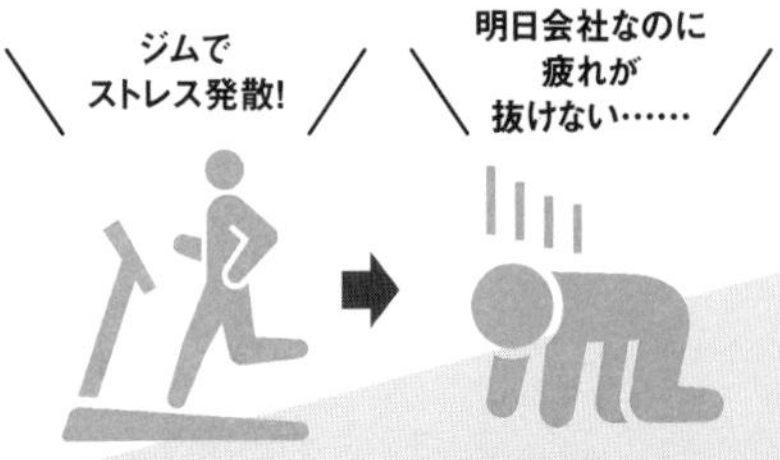

Column

病は気象から?!
その頭痛は「天気痛」かも

頭痛は原因がわかりにくい不調の1つ。緊張型頭痛や片頭痛などはストレスが原因で引き起こされる頭痛として知られています。心の病気とも深く関わってくるため、頻繁に起きる場合は早めの受診が必要です。

近年注目されているのが、季節や気象の変化などによって起こる「天気痛」や「気象病」と呼ばれる頭痛。少なくとも推計1000万人以上いるともいわれています。原因は、天気の移り変わりとともに変動する気圧の低下や上昇。急激な変化を内耳がキャッチすると、交感神経と副交感神経のバランスが乱れ、副交感神経が活発になり過ぎると頭痛や古傷の痛みなどを起こし、ひどいときは倦怠感や気分の落ち込みを感じます。予防には、漢方薬やビタミン・ミネラルの摂取、耳のマッサージなどが効果的です。

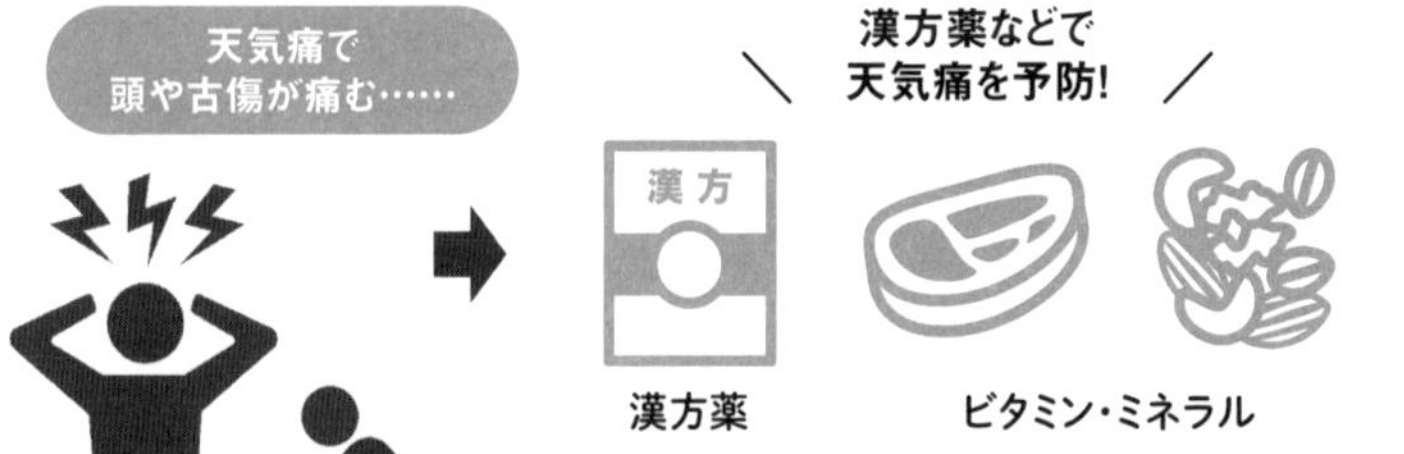

体の水の巡りをよくする漢方薬や自律神経を整えるビタミン・ミネラルを含むものを摂取することで天気痛の予防に。また、耳のマッサージを行うと耳まわりの血流がよくなって、頭痛やめまいなどが改善します。

第2章

心の毒出し ―実践編―

体内時計と自律神経とホルモン。誰でもできる簡単な方法で、この3つを整えられれば、心はびっくりするほど軽くなります。

心の不調は〝良質な睡眠〟で改善できる

重要なのは寝始めの3〜4時間

心の毒ともいえるストレスの感じ方は人それぞれで、自分では気づかないこともあります。寝つきが悪い、熟睡した気がしない、朝目覚めたときから疲れている、といった不調は、心にたまった毒が原因かもしれません。

　心の毒出しに有効なのは、良質な睡眠です。個人差はありますが、理想の睡眠時間は7時間前後といわれており、**まとまった睡眠時間を確保することでホルモンのバランスが整いやすくなります**。ただ、人は年齢とともに睡眠時間が短くなり、7時間も眠れなくなってくるため、時間を気にし過ぎる必要はありません。**重要なのは心と体が最も休まる寝始めの3〜4時間**。この時間帯の質を高めましょう。おすすめは**就寝の2時間前の入浴。一度体温を上げた後、下がっていく過程で深い睡眠に入ることができます**。また、睡眠時間は長過ぎても短過ぎても時間がバラバラでも質を下げるので、規則的にとるようにしましょう。

　睡眠は決して無駄な時間ではなく、脳の休息や記憶の定着、病気に対する抵抗力、作業効率を高める集中力など、重要な役割を担っています。よりよい睡眠のために今日からできることを考えてみましょう。

睡眠の役割と大切さを再確認!

長い通勤時間や残業、家事、育児などに追われていると睡眠不足になりがち。でも、睡眠は決して無駄な時間ではなく、大事な役割があります。

睡眠が大切な6つの理由

脳の休息

体だけでなく脳も疲労します。日中フル回転している脳を休ませるには、外部からの刺激から解放される睡眠が必要不可欠です。

記憶の定着

脳は寝ている間に膨大な情報の整理と記憶の定着を行います。記憶力や思考力の低下を感じているなら、睡眠不足が原因かもしれません。

疲労を回復

疲労回復に欠かせない成長ホルモンは睡眠中に分泌されます。良質な睡眠で細胞が修復されると、疲労が解消できます。

集中力と作業効率

良質な睡眠がとれていると、集中力が高まって勉強や仕事の効率がアップ。気力がみなぎり、アイデアや問題解決能力も上がります。

病気に対する抵抗力

睡眠不足は病気への抵抗力を低下させます。風邪をひきやすくなるほか、生活習慣病との関わりも指摘されています。

ストレスの軽減

睡眠不足が続くと心身の疲労が抜けず、ストレスがたまりやすくなります。睡眠の質を低下させるという悪循環を起こすことも。

心と体を守る睡眠のポイントは

量・質・リズム

第2章

睡眠のリズムと質を高める「体内時計」

朝寝坊はせずに日光を浴びる

休日に朝寝坊をして、睡眠不足を補おうとしていませんか。実はこの行動は体内時計を狂わせ、睡眠の質を低下させてしまいます。

睡眠・覚醒のほか、体内の様々な生理機能は約24時間周期の概日リズム（サーカディアンリズム）によって整えられており、これを「体内時計」と呼びます。**24時間よりも少し長いため、日頃からリセットが必要なのですが、朝寝坊をしてしまうと、さらに睡眠や覚醒のリズムが乱れやすくなります。**

体内時計のリセットに有効なのは、朝起きたら日光を浴びること。日光を浴びると、15～16時間後に眠気を誘う作用がある「メラトニン」というホルモンが分泌されます。これにより、夜はスムーズな入眠が可能に。**朝寝坊をするよりも朝はしっかりと起きるほうが、体内時計もリセットでき、良質な睡眠をとることができるのです。**

また、**スヌーズ機能の使用もNG。**アラームが鳴ったとたん交感神経が優位になって体は活動態勢に入るのに、スヌーズに頼って再び寝てしまうと、今度は副交感神経が優位に。この繰り返しが自律神経を混乱させて、心や体にストレスを与えてしまいます。

体内時計が整う生活を送ろう!

自律神経のバランスやホルモン分泌をよくするためには、体内時計を整えること。重要なカギを握っているのは、睡眠のリズムです。

体内時計が整う3大習慣

朝起きたら
日光を浴びよう

日光を浴びると眠りに誘うメラトニンの分泌が止まり、体が活動モードに切り替わります。

適度な昼寝や早寝で
寝不足を解消

20分程度の上手な昼寝や休日の早寝は、体内時計を乱すことなく睡眠不足を解消します。

セロトニンを増やす
食品を食べよう

入眠に必要なメラトニンの分泌をよくするためにセロトニンの原料となる食品をとりましょう。

実は体内時計が狂うNG習慣

夜なかなか寝つけず、朝起きるのが苦手な人に多い2大NG習慣。これをやめれば、気持ちのよい目覚めも夢ではありません。

アラームを複数セットする

目覚まし時計やスマートフォンのアラームを何度も鳴らすと、覚醒リズムが乱れてますます目覚めが悪くなります。

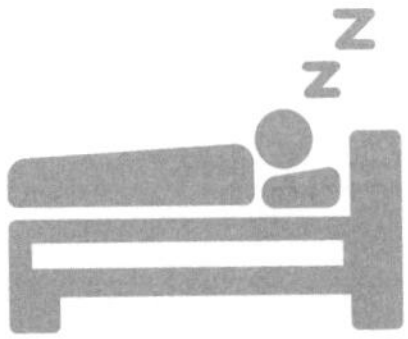

休日に朝寝坊や寝だめをする

平日の生活リズムと大きくずれるような朝寝坊や寝だめは体内時計を乱し、寝つきが悪くなってしまいます。

「デジタルデトックス」をしよう

液晶画面は22時までに消す

夕食や入浴を済ませて後は寝るだけ……。このひとときは、全てから解放される自分だけの時間。スマートフォンをベッドに持ち込んで好きなゲームに熱中したり、お気に入りのＳＮＳを眺めたりして過ごす人もいるでしょう。でも、寝る前に液晶画面を眺めていると、メラトニンの分泌を抑制するブルーライトを浴びるため、スムーズな入眠を妨げます。夜間モードにすればブルーライトを抑えられると思うかもしれませんが、それでもＮＧ。**多量の情報は脳を過剰に覚醒させるため、自律神経のバランスが乱れて睡眠の質を悪くしてしまうのです。**

メラトニンが最も分泌されるのは22時から夜中の2～3時。なので、**スマートフォンやパソコンなどは、遅くとも22時までに消しましょう。また、休日にデジタル機器に触らない「デジタルデトックス」をするのもおすすめです。**スマートフォンやパソコンなどは確かに便利ですが、長時間使用していると脳が慢性疲労を起こして、記憶力や判断力、集中力が低下します。最初は落ち着かず不安かもしれませんが、デジタルデトックスは心の毒出しに効果の高い処方箋です。

ほとんどの人が寝る前に液晶画面を見ている!

寝る前に液晶画面を見ている人の割合

		ほぼ毎日	週に3日以上	週に1日以上	なし
男性	20代	71.4%	14.1%	6.8%	7.7%
	30代	74.7%	14.6%	5.4%	5.4%
	40代	67.5%	13.5%	8.5%	10.6%
	50代	65.3%	14.8%	7.4%	12.5%
	60代以上	53.1%	12.6%	9.3%	25.0%
	平均	66.4%	13.9%	7.5%	12.2%
女性	20代	85.2%	8.2%	3.8%	2.8%
	30代	81.1%	10.3%	4.4%	4.3%
	40代	74.6%	11.8%	5.2%	8.3%
	50代	66.1%	15.0%	6.1%	12.7%
	60代以上	54.1%	14.7%	10.9%	20.3%
	平均	72.2%	12.0%	6.1%	9.7%
全体		71.3%	12.8%	6.4%	9.6%

出典：「BRAIN SLEEP 睡眠報告書（2022.04.25 vol.01）」より作成

大多数の人は、寝る前にスマートフォンやパソコンなどの液晶画面を見る習慣があり、50代以下の6割以上が毎日見ると回答しています。

その結果……

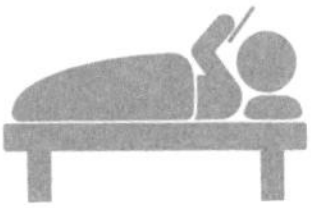

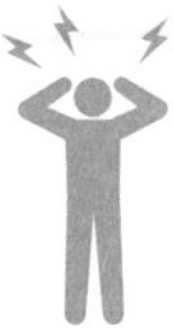

メラトニンの分泌が低下！
自律神経の
バランスが崩れる！

➡

布団に入っても眠れない
夜中に何度も目が覚める
朝から疲れている

22時にはスマートフォンやパソコンを消して
休日にはデジタルデトックスを！

第2章

朝1杯の牛乳が夜の安眠をもたらす

寝る前のホットミルクより効果が高い

夜、布団に入ってもなかなか寝つけないとき、温めた牛乳を飲むとよく眠れると聞いたことはありませんか。これは、カフェインを含まない温かい飲み物を飲むと体温が上昇し、その後体温が下がっていく過程で眠気を誘うという昔ながらの知恵。お腹が空いて寝る前に何か食べたくなったときも、熱々のホットミルクを飲むと満腹中枢を刺激してくれるので、夜食を食べずに乗り切れます。

でも、牛乳は夜飲むより朝に飲んだほうが、安眠効果が高いのです。牛乳には体内で生成できないトリプトファンという成分が含まれていて、セロトニンのもとになります。セロトニンは先にお伝えした通り心のバランスを整えてくれるホルモンの1つで、このセロトニンが、さらに睡眠ホルモンであるメラトニンへと変わります。だから、牛乳が安眠に役立つのですが、**体内に入ったトリプトファンがメラトニンとして分泌されるまでには14〜15時間ほどはかかります。つまり、夜寝るときにメラトニンを分泌させるには、牛乳は朝に飲むのがおすすめ**というわけです。しばらく続けていると、寝つきがよくなってぐっすり眠れていることに気づくでしょう。

牛乳は寝る前よりも朝起きてから飲む!

トリプトファンがメラトニンとして分泌されるまで14〜15時間かかるため、スムーズな入眠のためには朝に飲むのが最も効果的です。

メラトニンが分泌されるまでの流れ

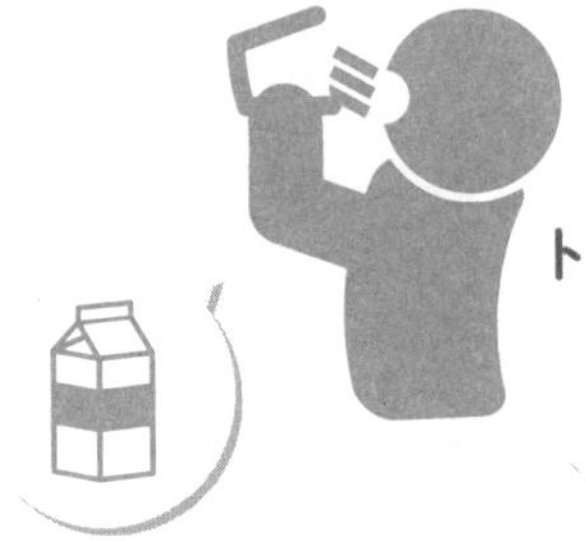

**朝に
トリプトファンの
材料を摂取**

トリプトファンは人体で合成することができない必須アミノ酸。牛乳や乳製品、バナナなど、食べ物から摂取することが必要です。

⬇

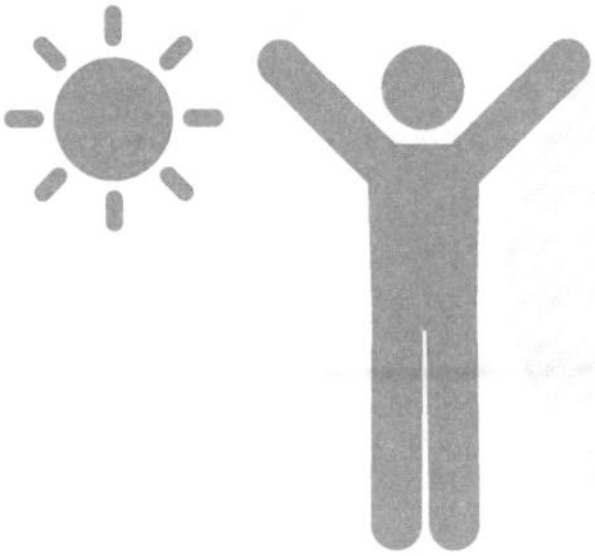

**日光を浴びて
セロトニンの
分泌を促す**

日中に太陽光を浴びると、トリプトファンを材料として幸せホルモンのセロトニンがつくられて、脳内に分泌されます。

⬇

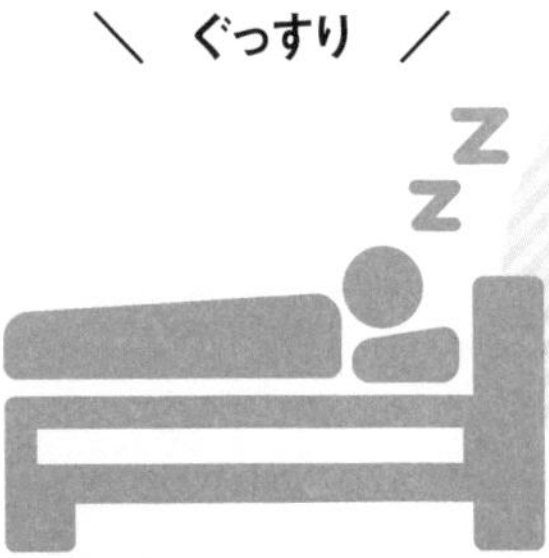

**夜になると
メラトニンが
分泌される**

日中に分泌されたセロトニンは、睡眠ホルモンのメラトニンへと変換され、脳の松果体《しょうかたい》から分泌。質のよい睡眠へと導いてくれます。

朝バナナと夜キウイで良質な睡眠

手軽に食べられて心もお腹も整う

睡眠の質のために重要なトリプトファンは、どんな食べ物に含まれているのでしょうか。実は、牛乳や乳製品のほかにも、大豆やカツオ、レバー、そばなどたくさんあります。ですので、バランスのよい食生活を送っていれば特に意識する必要はありません。とはいえ、時間に追われがちなライフスタイル、外食や好き嫌いが多いなど、色々な事情で食生活は乱れがち。また、メラトニンに変わるまでの時間を考えると、トリプトファンが多い食べ物はできれば朝にとるのがおすすめです。なかでも、忙しい朝でも手軽に食べられるバナナは最適。バナナは糖質も豊富なので、血液中のトリプトファン濃度を効率よく高め、脳内でのセロトニンの働きを促します。

寝る1～2時間前におすすめなのがキウイフルーツです。メラトニンの原料になるセロトニンのほか、抗酸化作用のあるビタミンC、E、葉酸が豊富。「アクチニジン」という酵素も含まれており、コップ1杯の水と一緒にとれば消化促進効果も高まります。

バナナとキウイフルーツは食物繊維も多く、腸内環境が整うのでメンタルの改善にも繋がります。

朝バナナと夜キウイの相乗効果

朝はバナナ、夜にキウイフルーツを食べると、メラトニンの分泌がどんどんよくなり、腸内環境も改善してメンタルも整います。

バナナ

POINT

- トリプトファンやビタミンB_6が豊富
- 食物繊維が腸内環境を整える
- 手軽に食べられる

糖質がトリプトファン濃度を高めてセロトニンの働きをアップ。ビタミンB_6もセロトニンの原料に。

＼ おすすめの食べ方 ／

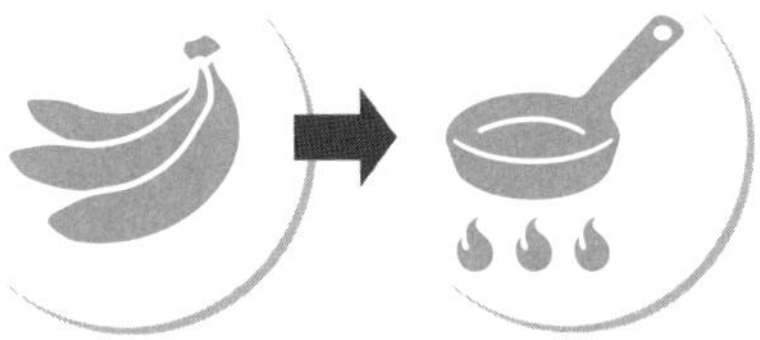

加熱すると
腸内環境を整える
オリゴ糖が増える!

キウイフルーツ

POINT

- メラトニンの原料となるセロトニンが豊富
- ビタミンC、E、葉酸が抗酸化作用を高める
- 酵素のアクチニジンが消化を促進

体内の余分な水分や塩分を排出するカリウムのほか、食物繊維も豊富で、便秘改善効果もあります。

＼ おすすめの食べ方 ／

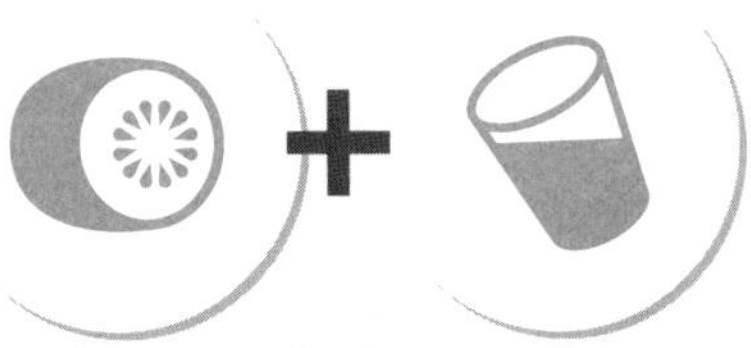

コップ1杯の水を
一緒に飲むと
酵素の力がアップ!

しらすと大豆が自律神経の調子を整える

心身の栄養補給でストレスを緩和

睡眠と覚醒のリズムは、ホルモンだけでなく自律神経のバランスにも大いに関わっています。自律神経失調症などの治療で効果を発揮する漢方医療の観点から、心の不調を解消して安眠に導く食材をとり上げましょう。

漢方では、イライラしたり気分が落ち込んだりするのは、「気《き》」や「血《けつ》」が不足している状態と考えます。そんなときは、しらすがおすすめ。しらすは体に色素がない白い稚魚の総称で、さっと釜茹でしたものは「釜揚げしらす」、それを干したものを「しらす干し」、しっかり乾燥させると「ちりめんじゃこ」と呼びます。**しらすはたんぱく質をはじめ、脂質、ミネラル、ビタミンをバランスよく含んでおり、「気」「血」を補って自律神経を整え、ストレスを緩和する効能があります。**

また、大豆も「気」「血」「水《すい》」を補いつつ、自律神経の働きを正常に保つ働きがあり、ストレスによって生じる様々な不調の改善に効果を発揮する食材です。この2つ以外にも、ウナギや牛乳、れんこんなど、自律神経失調症の症状を緩和するといわれる食材は豊富にあり、それらの食材と組み合わせることで、さらなる効果に期待ができます。

自律神経を整える朝ごはんの友

気分の落ち込みが続いているときは、昔ながらの朝ごはんの定番、しらすと大豆で自律神経を整えましょう。

しらす

POINT

- ストレスを緩和させる
- 気分を安定させる
- 栄養不足を解消する

海の恵みを丸ごと食べられてカルシウムがたっぷり。そのままでも炒め物やサラダに入れても美味。

＼ おすすめの食べ方 ／

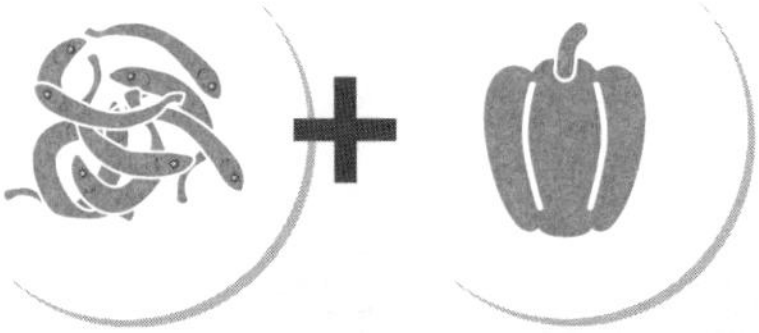

「気」の巡りをよくするピーマンと
一緒に食べて
気持ちを前向きに!

大豆

POINT

- 自律神経を整える
- 意欲を高める
ノルアドレナリンを増やす
- 大豆イソフラボンが女性の
更年期障害を改善

畑の肉といわれるほど良質なたんぱく質が豊富。大豆イソフラボンは肌の調子も整えてくれます。

＼ おすすめの食べ方 ／

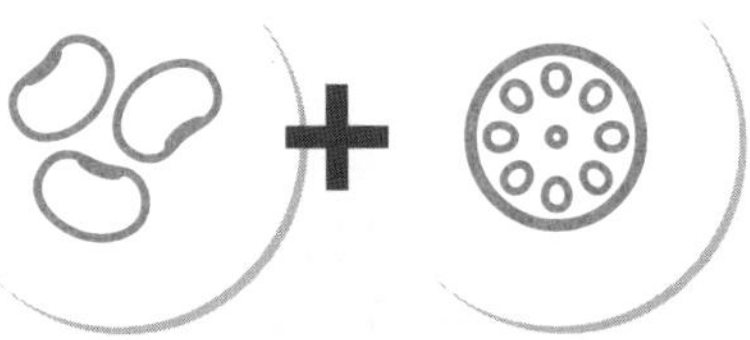

自律神経の働きを正常にする
れんこんを一緒に食べると
さらに効果アップ!

よいため息と腹式呼吸ならリラックスできる

深い呼吸でストレス状態をリセット

疲れている、悩んでいる、がっかりした、面倒くさい……。ため息が出てしまうのは、たいていそんな状況に追い込まれているとき。ため息をつくと周りの人の気分を害して雰囲気を悪くしてしまうので、「ため息をつくと幸せが逃げる」という言葉もあります。

でも、悪いことばかりではありません。ストレスを感じているときは体が緊張して筋肉がこわばり、呼吸が浅くなっています。そこで、**しっかりため息を吐くと、その分吸う息も大きくなり、浅い呼吸や体の緊張状態をリセットしてくれるのです**。むしろ心配なのは、うつ状態が進んでため息さえつけなくなっているとき。そうなると、心療内科などの受診が必要になります。

ただし、周りに人がいると、大っぴらにため息をつくわけにもいきません。そんなときは、できるだけゆっくりと「腹式呼吸」をしてみましょう。腹式呼吸は、肩ではなく横隔膜を上下させて肺に空気を入れます。すると、**横隔膜の周りに密集している自律神経の副交感神経が優位になって、リラックス状態に導かれます**。腹式呼吸を行うときも、深く吐くことを意識するのがポイントです。

深い呼吸で自律神経に働きかける

ストレス状態のときは、交感神経が優位になって呼吸が浅くなっています。呼吸を意識的に切り替えてリラックスしましょう。

ストレスを吐き出すよいため息とは

POINT

- 息を大きく吐き出す
- お腹を膨らませたり凹ませたりする

何も考えずに大きなため息をついて大きく息を吐き出すと、浅くなった呼吸をリセットできます。

鼻からスッと息を吸い込み
口からゆっくりと吐く!

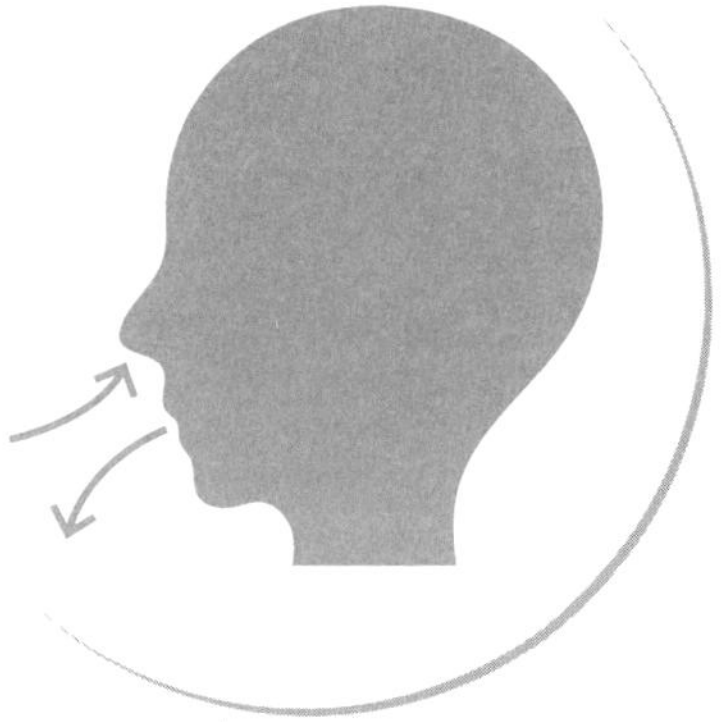

緊張をほぐす腹式呼吸

POINT

- 横隔膜を上下させる
- 吐く息を意識して呼吸する

腹式呼吸に切り替えると副交感神経が優位になり、緊張していた体や心がリラックスします。

無理に長く吸ったり
吐いたりせず
自分のペースでOK

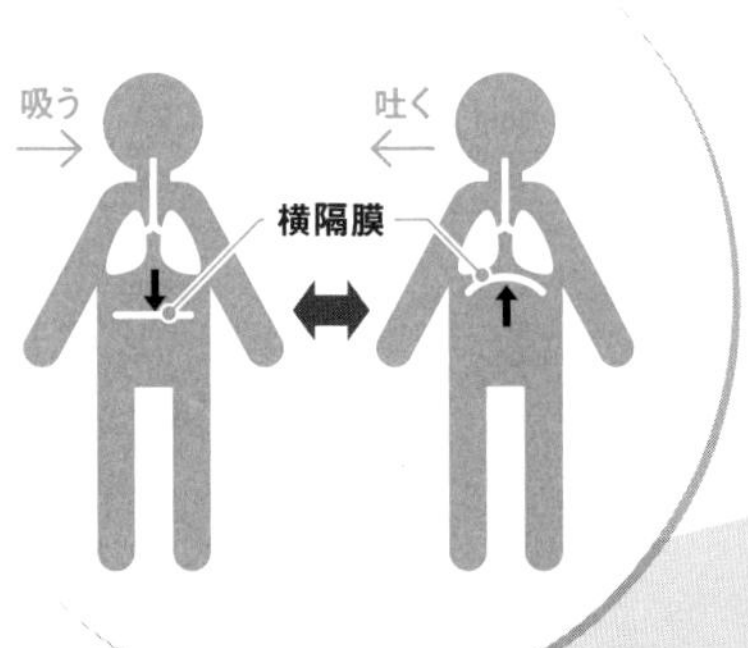

ストレスに効く4つのツボ

情報伝達の交差点の渋滞を解消する

心のケアの選択肢として、多くの医師が注目している「ツボ」。長い歴史の中で育まれてきた東洋医学の1つで、西洋医学の目から見ても非常に科学的な治療法です。

漢方では生命エネルギーともいわれる「気」の巡りを重視していますが、これは西洋医学に置きかえると神経系や消化器系の働きになります。**この「気」の通り道を「経絡《けいらく》」といい、経絡に沿ってツボと呼ばれる「経穴《けいけつ》」が神経の交差点として点在し、体に関する様々な情報を脳に伝えています**。もし、交差点で情報が渋滞してしまうと必要な情報が脳に伝達されず、心身の不調を招くことに。そこで、**神経の情報伝達がスムーズに行われるよう交差点の渋滞を解消し、様々な症状を解消するのが「ツボ押し」なのです**。

ここでは、ストレスに効く4つのツボをご紹介します。「合谷《ごうこく》」はストレスやうつ、頭痛などに効く万能のツボ。「労宮《ろうきゅう》」は心の疲れを癒やし、副交感神経が優位になります。「百会《ひゃくえ》」は全身の気の流れをつかさどる最も重要なツボで、ストレスで乱れた自律神経を整えます。「曲池《きょくち》」は自律神経を整えるとともに、自然治癒力を高めます。

神経の情報伝達をスムーズするツボ

探しやすく押しやすいストレスに効くツボを紹介します。「痛気持ちいい強さで5秒押して5秒休む」を何度か繰り返してみましょう。

合谷《ごうこく》

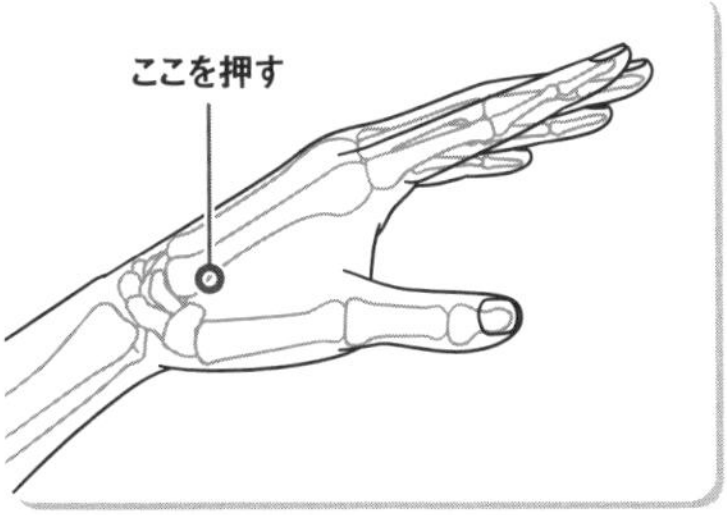

手の甲の親指と人さし指の間のやや人さし指側にある凹んだ部分です。ストレス、うつ、頭痛、めまいなどに効果があります。

労宮《ろうきゅう》

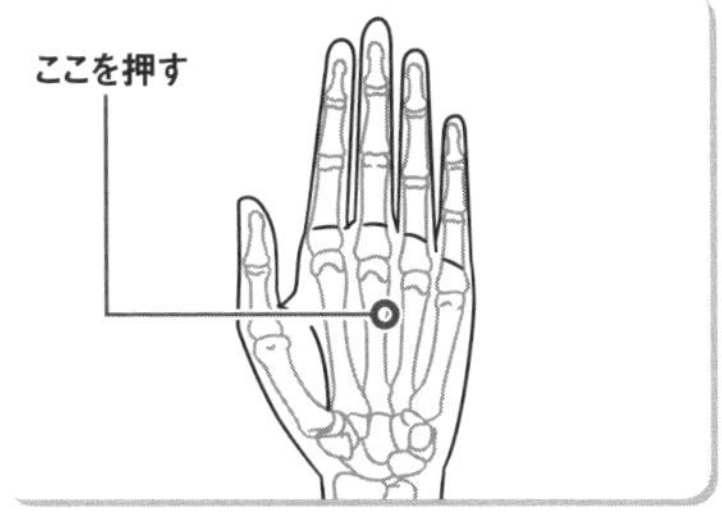

手を握ると中指の先があたる、手のひらの一番くぼんだところです。心の疲れを癒やして副交感神経を優位にするリラックスのツボです。

百会《ひゃくえ》

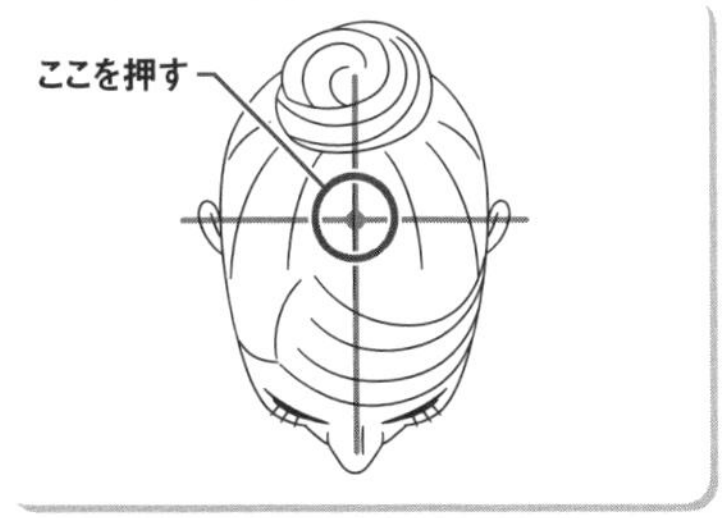

百会は左右の耳の延長線上を結んだ頭のてっぺんにあります。全身の気の流れをつかさどり、自律神経を整える最も重要なツボです。

曲池《きょくち》

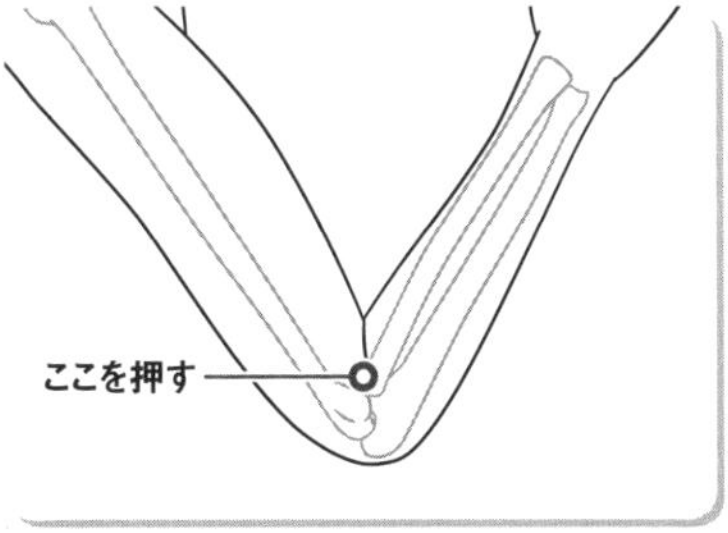

曲池はひじを曲げたときにできるしわの外側にあるツボです。自律神経を整えて自然治癒力を高めるといわれています。

自律神経の乱れを整える頭皮マッサージ

気持ちよい力加減でぐしゃぐしゃと

　ドラマやアニメなどで、登場人物がイライラしたり悔しがったりしているときに、頭をかきむしるシーンをたまに見かけます。髪の毛をぐしゃぐしゃにし、ストレスを発散しているように見えますが、**実は乱れた自律神経を整える効果もあるのです**。

　ストレスにさらされているときや頭を使い過ぎてオーバーヒートしているときなどは、交感神経の働きが高まって自律神経のバランスが乱れ、緩めることができなくなっています。すると、首や肩がガチガチにこって首から上の血流が悪くなり、頭もぼんやりして集中力もダウン。そんなときは、頭皮マッサージをしてみましょう。ツボの位置などは難しく考えなくても大丈夫。**頭にはたくさんのツボが集中しているので、ゆっくり呼吸をしながら指の腹でぐしゃぐしゃともみほぐせばOKです**。気持ちいいと感じるぐらいの力で、頭全体をマッサージ。それだけで、滞っていた頭皮の血行がスムーズになり、首や肩も心地よくほぐれてきます。自律神経もバランスをとり戻して気持ちも落ち着くことでしょう。頭皮マッサージには育毛効果もあるので、続けていると髪にツヤとハリが出てきます。

脳の血流がアップする頭皮マッサージ

疲れたと感じたら、たくさんのツボが集中する頭をセルフマッサージ。数分で肩まわりや首まわりがすっきりして心も軽くなります。

なんとなく感じる不調……

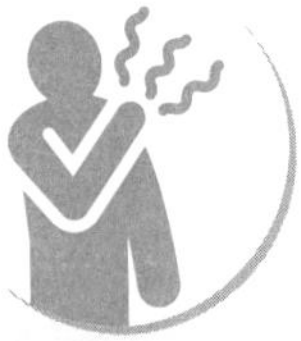

首や肩がこる

頭がぼーっとする

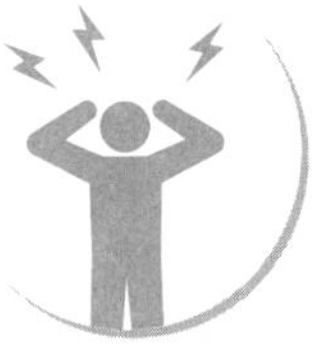

イライラする

頭皮マッサージですっきり！

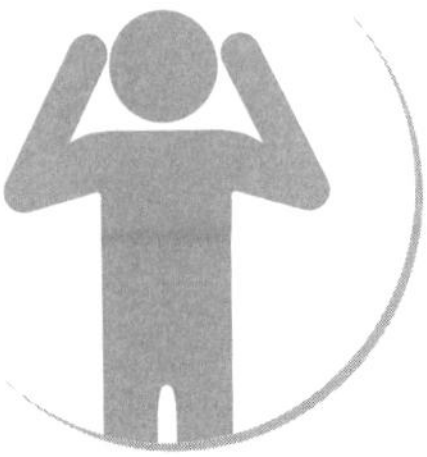

頭皮マッサージは、指の腹や手の腹を使って、気持ちよいと感じる強さで頭全体をぐしゃぐしゃともみほぐすだけ。頭皮が柔らかくなって血行をよくする効果があります。

＼ こんなメリットも！ ／

- 頭がすっきりして仕事効率アップ！
- 髪にツヤとハリが出る！
- 顔のむくみがすっきり！

ＧＡＢＡと乳酸菌で心が元気になる

手軽にＧＡＢＡをチャージ

時間に追われたり、周りに気を使ったりと、普通に暮らしていてもストレスはたまります。そんな日常を乗り切るには、アミノ酸の一種「ＧＡＢＡ（ギャバ）」の力を借りましょう。**副交感神経を優位にし、自律神経のバランスを整えてくれるなど、抑制系の神経伝達物質として近年注目されている成分です。**

ＧＡＢＡを含む食材のなかでもおすすめなのは、一年中手に入りやすく洗うだけで手軽に食べられるトマト。栄養面でも体内でビタミンＡに代わるβ-カロテンやビタミンＣが含まれていて、甘みはあるけれど糖質は少なめです。小腹が空いたとき、口が寂しいときのスイーツ代わりに食べれば、ＧＡＢＡやビタミンを補給しながらダイエット効果も期待できます。

また、キムチは、ＧＡＢＡだけでなく、心を整えてくれる乳酸菌もたっぷり含まれた優秀な食材です。ベストパートナーは同じ発酵食品の納豆。キムチの乳酸菌は納豆菌をエサに増えるので、一緒に食べると腸内環境を整える効果がアップします。「第二の脳」とも呼ばれる腸が整えば、ストレスに負けない体になり、心も元気になります。

GABAたっぷりの食材でストレスを乗り切る!

近年注目されているGABAは、トマトやキュウリ、かぼちゃなどの身近な野菜、キムチや納豆などの発酵食品にも含まれています。

トマト

POINT

- 自律神経を整える
- リコピンが体の酸化を防ぐ
- β-カロテンやビタミンCが豊富

ミニトマトも同様に血圧の上昇を抑制して心をリラックスさせるGABAやビタミンCがたっぷり。

＼ おすすめの食べ方 ／

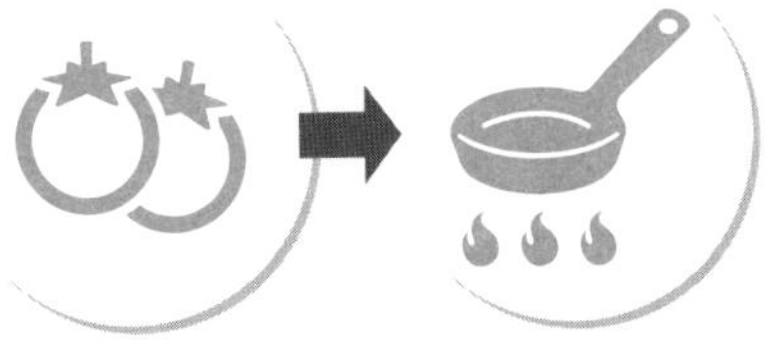

加熱すると
リコピンが
吸収しやすくなる!

キムチ

POINT

- 自律神経を整える
- 睡眠の質が向上する
- 乳酸菌が腸内環境を整える

GABAが豊富なキムチは副交感神経を優位にする安眠食材。同じ発酵食品の納豆とのタッグは最強。

＼ おすすめの食べ方 ／

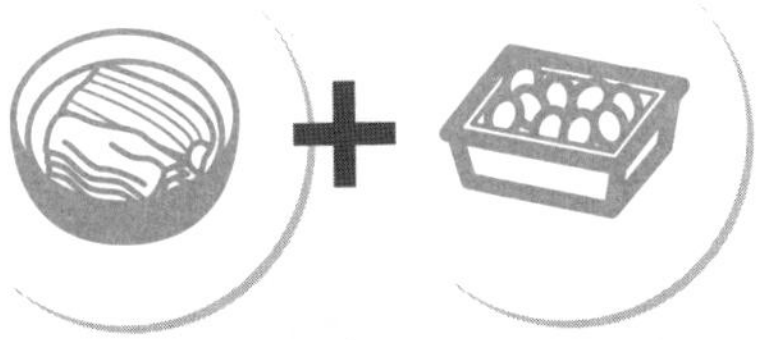

納豆と
一緒に食べて
腸内環境を改善!

第2章

アロマオイルで即効リラックス

お気に入りの香りで心と体を癒やす

好きな香りで気持ちが落ち着いた、頭がすっきりしたという経験はありませんか。人々は古くから身近な植物を薬草として食べたり、塗ったり、香りを嗅いだりすることで傷や病を治してきました。

香りを嗅ぐだけでなぜ効果があるのか、不思議に思うかもしれませんが、嗅覚は脳に直接伝わる感覚です。**香りの分子をキャッチすると、感情や本能をつかさどる大脳辺縁系や自律神経をコントロールしている視床下部に情報が届けられます。このメカニズムをもとに、香りで心と体を癒やす自然療法がアロマテラピー**。植物から抽出した香り成分である精油（エッセンシャルオイル）を用いて、心身のバランスを整え、リラックスやリフレッシュ、不調の改善へと導きます。

一部の国では医薬品と同様、メディカルアロマとして扱われる精油は、天然素材１００％のため高価ですが、精油を希釈したアロマオイルなら、気軽に日常使いできます。**リラックス効果が高いといわれているのは、ラベンダーやカモミール、ジャスミンなどの香り。ただ、自分にとって心地よいと感じるアロマを見つけるのが一番です。**

お気に入りの香りで心を癒やす

自然由来の香りが、自律神経を整えてホルモンの分泌もよくなる精油やアロマオイル。疲れた心やストレスをやさしく癒やしてくれます。

自律神経が整うおすすめアロマ

ラベンダー	鎮静作用が高く、リラックス効果がある。気分を落ち着かせ、不眠解消効果も期待できる。
カモミール	神経をリラックスさせ、緊張やイライラを緩和。頭痛や神経を和らげ、炎症を鎮める作用も。
ジャスミン	抗うつ作用、鎮静作用、神経強壮作用などのほか、多幸感や高揚感をもたらし、心を落ち着かせる。
ローズ	ストレスや緊張を和らげ、リラックスさせてくれる。鎮静作用や安眠効果などもある。
ベルガモット	鎮静作用やリフレッシュ効果があり、自律神経を整えてくれる。ストレスや食欲不振の改善にも効果的。

※医師による治療を受けている人や妊婦、子ども、肌の弱い人などは専門家に相談のうえ、使用していください。

心に効くアロマの使い方

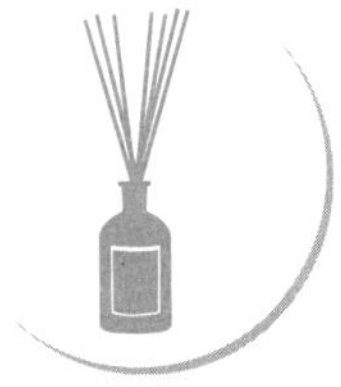

リードディフューザー

アロマキャンドル

超音波式ディフューザー　など

ライフスタイルに合わせて手軽にとり入れられる

インテリアとしても楽しめるリードディフューザーや炎の揺らめきに癒やされるキャンドルタイプなど、種類は様々。コップに入れたお湯に精油を垂らしたり、枕元にスプレーしたりと、手軽にとり入れる方法もあります。

鉄が不足するとうつ病になりやすい!?

「貯蔵鉄」不足の隠れ貧血も要注意

意外な栄養素不足も、心の不調と関わっています。その栄養素は「鉄」。赤血球の材料になるミネラルで、全身に酸素を運ぶ役割を担っています。不足すると鉄欠乏性貧血になり、頭痛やめまい、息切れ、すぐ疲れるといった症状が表れます。**さらにイライラする、集中力がなくなるなど、心に悪影響を及ぼすことも。うつやパニック障害などの患者さんの多くは、鉄不足を起こしているとの研究報告もあるほどです。**血液検査でヘモグロビン濃度が正常値より低ければ鉄不足ですが、血液検査ではわからないのが、肝臓や骨髄、筋肉などに蓄えられる「貯蔵鉄」の不足。このいわば鉄のストックが足りず、隠れ貧血になっている人が増えているのです。

鉄は、月経や妊娠、出産、授乳、ダイエットのほか、運動でも汗とともに排出されてしまいます。**鉄不足の予防や改善には、日常的に鉄分豊富なレバーをはじめとする肉類、魚介類、豆類を意識して食べるようにすること。たんぱく質やビタミンCと一緒に摂取すると、吸収率が高くなります。**また、鉄のフライパンで調理することでも吸収できるので、調理器具を工夫するのもおすすめです。

貧血だけじゃない！ 鉄不足で起きる様々な症状

めまい、だるい、動悸、疲れやすいといった心の不調で起きやすい症状は、鉄不足が原因ということもあるので注意が必要です。

鉄欠乏性貧血になると表れる症状

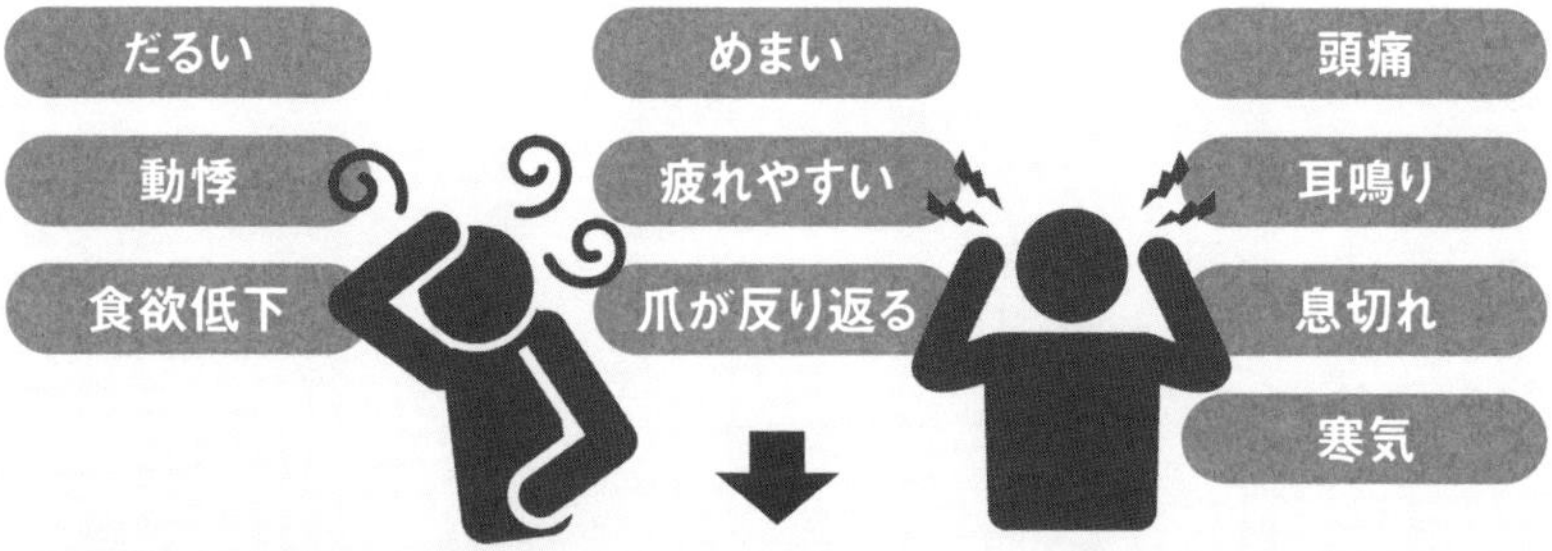

体だけじゃない！ 鉄が欠乏すると心にも影響が！

鉄は吸収率を高める食材と一緒にとろう

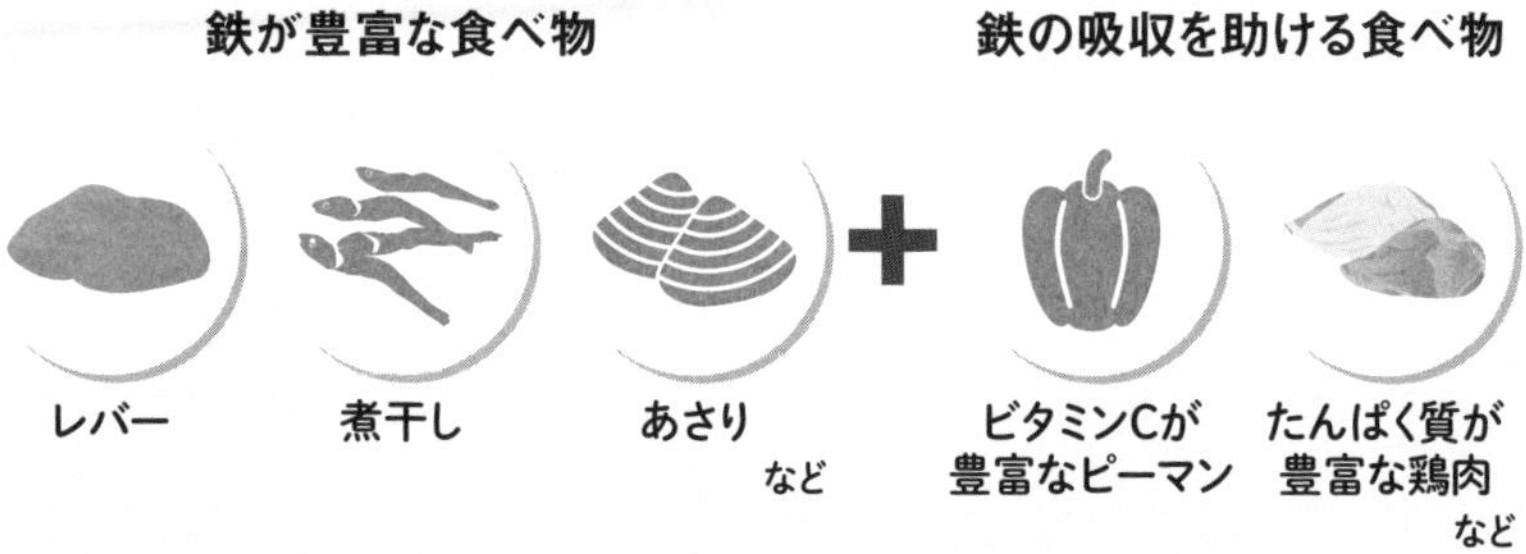

鉄分には、肉類、魚類などに豊富なヘム鉄（吸収率は15～25％）と、卵・緑黄色野菜・豆類などに含まれる非ヘム鉄（同2～5％）があり、吸収率を上げるビタミンCやたんぱく質と一緒にとるのがおすすめです。

血流アップエクササイズでストレスを撃退！

短時間でできる簡単エクササイズ

現代人は1日の大半を座って過ごすといわれており、なかでもデスクワーカーは日中のほとんどを座って過ごします。また、自宅でもスマートフォンや座りながら操作ができる家電の影響で、気がついたら長時間ソファに座ったままだったという人も多いのではないのでしょうか。

血液の循環は筋肉を動かすことで促進されるため、座りっぱなしだと流れが滞ってしまい、肩こりや腰痛、疲労の原因に。近年では、座りっぱなしの生活が肥満や心臓病、脳卒中などの一因であるということもわかってきています。

「座り過ぎ」は、心の不調とも無縁ではなく、うつ病や認知症のリスクが指摘されています。

この問題を解消するのにおすすめなのが、ちょっとしたすき間時間に気軽にできる次の2つのエクササイズです。「7秒エクササイズ」は、7秒かけてゆっくり座り、1秒ですっと立つだけ。「20秒スキップ」は、文字通り同じ場所で20秒間スキップをするだけ。どちらもとても簡単ですが、血流がよくなって体がほぐれ、心を安定させるセロトニンの分泌効果もあります。

「7秒エクササイズ」で代謝を高める

イスに座るときに7秒かけると、太ももやお尻など下半身の大きな筋肉を刺激できるので、基礎代謝が上がり、やせ体質になります。

POINT

7秒かけて座ることが難しい人は、ゆっくりと座ることを意識して少しずつ慣らしていけばOK。

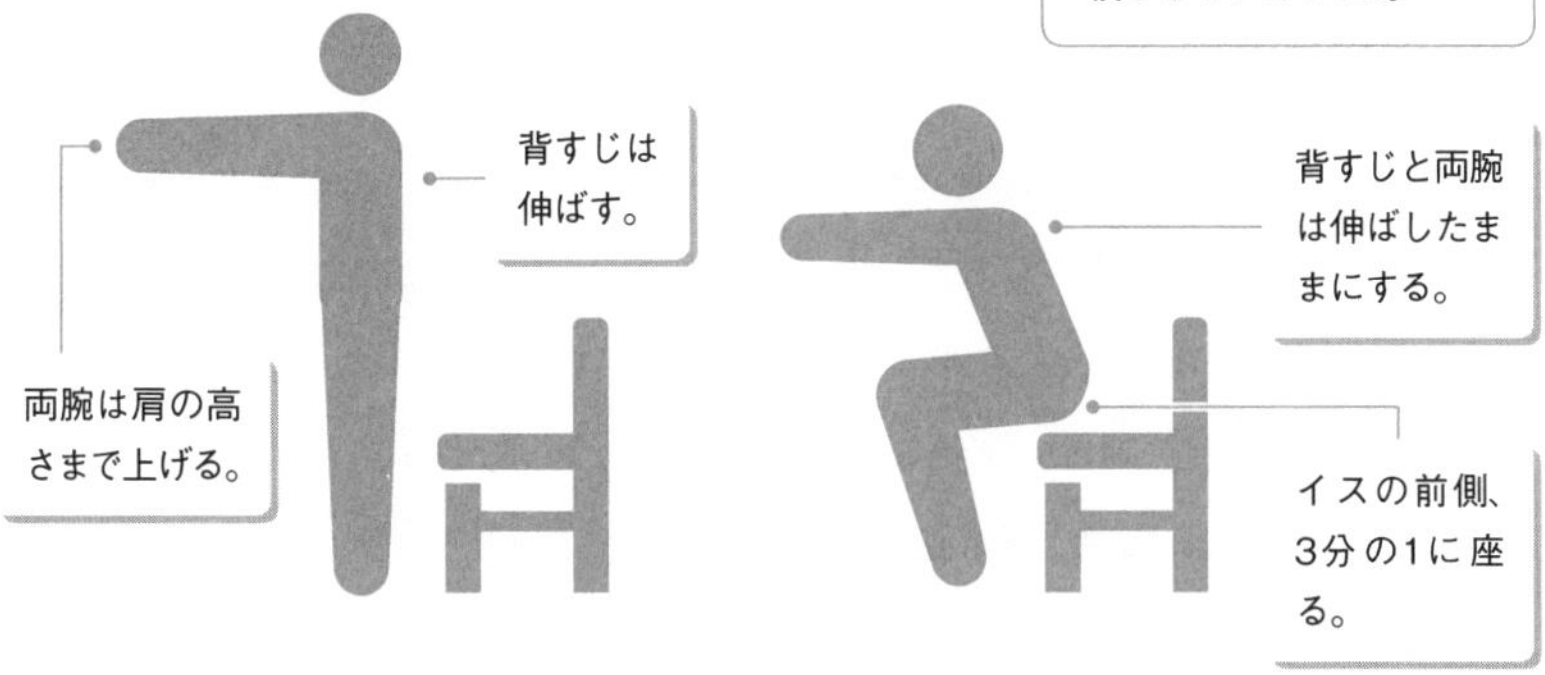

1 足は肩幅よりやや広めに開き、イスの前に立つ。つま先はやや外側に向ける。両腕を肩の高さまで上げて伸ばし、手のひらを下に向ける。重心はかかとに置く。

2 声に出して7秒数えながらゆっくりと座る。お尻がイスについたら、1秒で立ち上がる。1→2を10回繰り返す。

「20秒スキップ」で心をデトックス

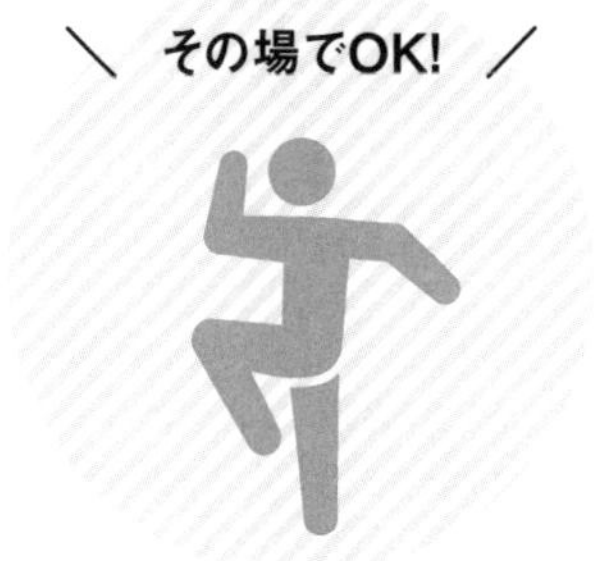

デスクワークや在宅ワークは、座りっぱなしの時間が長くなりがちです。その場で20秒間スキップするだけの手軽にできる全身運動で、ふくらはぎのポンプ機能が働いて血流がよくなり、気分転換にもなります。

Column

20分で脳疲労とストレスを解消！世界的企業も注目する「パワーナップ」とは

「パワーナップ」とは、昼寝やうたた寝を意味する英語の「nap」と、「power up」を掛け合せた造語で、短時間で効率的に疲労を回復させる昼寝のこと。午後の仕事や授業中に強い眠気に襲われるのは、体内リズムに小さな眠気のピークがあるから。それを少し先取りして、昼食後の昼休みに20分程度の仮眠をとると、疲れがすっきりして仕事の能率や発想力が上がるので、世界的IT企業やNASAなどの国家的組織が導入しています。目を閉じるだけでも効果があるので、昼休みはスマートフォンより昼寝を積極的にとり入れてみましょう。

パワーナップのポイント

＼ 30分以内に アラームをセット! ／

＼ 寝る前にコーヒーなどで カフェインを摂取 ／

パワーナップは12時から15時の間の20分間がおすすめ。寝る前にコーヒーなどカフェインをとり、アラームをかけてスタート。目を閉じるだけでも効果があります。

第3章

生活習慣からくる不調&体の毒出し

自覚症状が表れる頃には、かなりヤバい「体の毒」。でも大丈夫。普段の食事を少し工夫するだけで、簡単に毒が出せます。

健康診断の結果から出すべき「毒」を見極める

簡単セルフケアで健康をとり戻そう

定期的に案内が届く健康診断。とりあえず受けたけれど、結果はさっと目を通して終わりにしていませんか。「あまり見たくない」と思って、結果をちゃんと確認していない人も少なくないのではないでしょうか。

私もかつて忙しいことを言い訳に、自分の体が出しているサインを放置した経験者です。ですので、健康診断の結果を考え過ぎるとストレスになる、症状がないのに通院になったら面倒、食事やお酒が制限されるのが嫌、というその気持ちはよくわかります。

とはいえ、**健康診断の結果は、自分の体にたまった様々な「毒」を見極めるための大切なバロメーター。放置し続けると、後悔することにもなりかねません。**

脳卒中や心筋梗塞、がんなどの命に関わる病気は、体にたまった様々な「毒」がきっかけで発症します。自覚症状が表れた頃には、後戻りできないほど悪化していることがほとんどです。**健康診断が教えてくれるグレーゾーンの数値こそが、恐ろしい病気から身を守るためのアラーム。**時間も手間もかからない毒出しの方法はたくさんあるので、ぜひ今日から始めましょう。

出すべき「毒」は健康診断の結果が教えてくれる

健康診断の数値は、あなたの体からのメッセージ。知らない間に「毒」をため込んでいても、早めに気づいて出してしまえば大丈夫です。

体にたまった毒がわかる診断基準

内臓脂肪（メタボリックシンドローム）

ウエスト周囲径（おへその高さの腹囲） **男性≧85cm** **女性≧90cm** （内臓脂肪面積 男女とも≧100㎠に相当）	＋	血清脂質	**中性脂肪（TG）** ≧150mg/dL かつ／または **HDLコレステロール** ＜40mg/dL （男女とも）
		血圧	**収縮期血圧** ≧130mmHg かつ／または **拡張期血圧** ≧85mmHg
		血糖	**空腹時血糖**≧110mg/dL

➜ あてはまる人はP.70～73へ

※日本では、内臓脂肪の蓄積を判断する「ウエスト周囲径」が男性85cm・女性90cm以上で、かつ「血清脂質」「血圧」「血糖」のうち2つ以上が基準値から外れるとメタボリックシンドロームと診断されます。

出典：日本内科学会誌94(4),188,2005より引用し、一部改変

コレステロール

	異常	要注意	基準範囲※
HDLコレステロール	34mg/dL以下	35～39mg/dL	40mg/dL以上

	異常	基準範囲※	要注意	異常
LDLコレステロール	59mg/dL以下	60～119mg/dL	120～179mg/dL	180mg/dL以上

➜ あてはまる人はP.74～77へ

中性脂肪

	異常	基準範囲※	要注意	異常
中性脂肪（TG）	29mg/dL以下	30～149mg/dL	150～499mg/dL	500mg/dL以上

➜ あてはまる人はP.78～81へ

血糖値

	基準範囲※	要注意	異常
空腹時血糖値（FPG）	99mg/dL以下	100～125mg/dL	126mg/dL以上
HbA1c（NGSP）	5.5％以下	5.6-6.4％	6.5％以上

➜ あてはまる人はP.82～85へ

肝機能

	基準範囲	要注意	異常
AST	30U/L以下	31～50U/L	51U/L以上
ALT	30U/L以下	31～50U/L	51U/L以上
γ-GTP	50U/L以下	51～100U/L	101U/L以上

➜ あてはまる人はP.86～89へ

血圧

	基準範囲※	要注意	異常
収縮期血圧	129以下	130～159	160以上
拡張期血圧	84以下	85～99	100以上

➜ あてはまる人はP.90～93へ

※将来、脳・心血管疾患発症しうる可能性を考慮した基準範囲

出典：公益社団法人日本人間ドック学会「検査表の見方」より作成

内臓脂肪がヤバいといわれる理由

生活習慣病、がん、認知症のリスクも

体から出したい「毒」の代表といえば、内臓脂肪。脂肪には大きく、皮下脂肪と内臓脂肪がありますが、**健康診断で問題視するのは血糖値やコレステロール値、血圧などの上昇に直結する内臓脂肪。蓄積し過ぎた状態は、命に関わる生活習慣病の第一歩だといわれています。**

内臓脂肪の正確な数値を知るためにはCTスキャンが必要ですが、健康診断の腹囲測定から、内臓脂肪の蓄積度は推定できます。いわゆるメタボリックシンドロームの検査です。腹囲（おへその高さの腹囲）の基準値は、男性85㎝未満、女性90㎝未満。男性より女性の基準値が緩いのは、女性は女性ホルモンの働きにより、皮下脂肪がつきやすいからです。

日本人の死因第一位であるがんは、内臓脂肪の増加で発症リスクが高まります。また、アメリカでは中年の肥満者はアルツハイマー型認知症なら3倍、脳血管型認知症は5倍も発症しやすくなるというデータも。

あらゆる病気の根源ともなりかねない内臓脂肪ですが、落としやすいという特徴もあります。ほんの少しの生活習慣を見直すだけで、簡単に減らすことができます。

お腹ぽっこりの犯人は内臓脂肪、それとも皮下脂肪?

お腹にたまる脂肪には大きく内臓脂肪と皮下脂肪があります。特に内臓脂肪の増加は命に関わる病気の引き金となるので注意が必要です。

お腹にたまる脂肪の種類

内臓脂肪

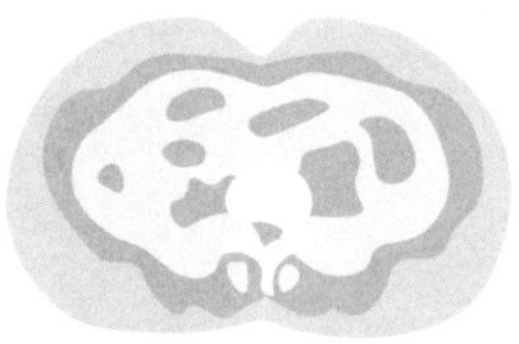

- 内臓のまわりにつく
- お腹まわりにつきやすい
- お腹をつまめない
- 男性に多い
- 減らしやすい

皮下脂肪

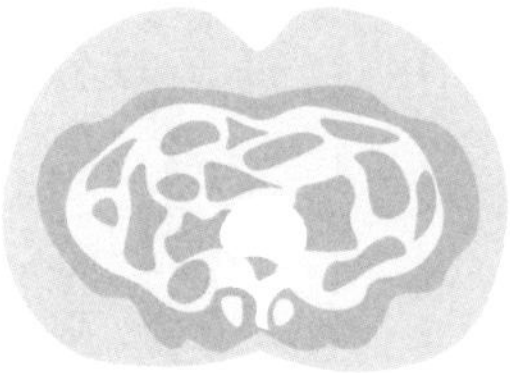

- 皮膚の下につく
- 下半身につきやすい
- お腹をつまめる
- 女性に多い
- 減らしにくい

腹囲を測って チェックしよう

腹囲はズボンやスカートのウエスト（胴の一番細い位置）ではなくおへその高さで、衣服をつけない状態で測ります。

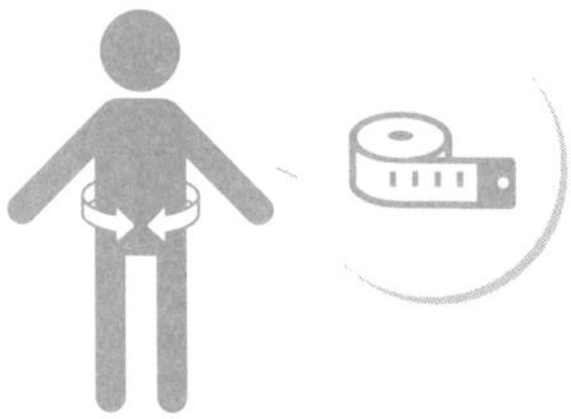

内臓脂肪の蓄積を放置すると
生活習慣病にかかるリスクが増大!

内臓脂肪を減らす最強の飲み物

混ぜるだけで減量効果倍増

最近太ってきた、内臓脂肪がたまってきているかもしれないと思ったら、放っておかずに減らす努力を始めましょう。内臓脂肪は食べるとすぐ増えるけれど、減らしやすい面もあります。運動やバランスのとれた食事なども有効ですが、おすすめは、**飲むだけで簡単に実践できる「緑茶コーヒー」です。**

「緑茶コーヒー」は緑茶とコーヒーを1対1で割ったもの。緑茶とコーヒーに含まれる成分にはそれぞれ内臓脂肪を減らす効果があります。**緑茶に含まれるカテキンには脂肪を燃焼する効果があり、コーヒーには、ポリフェノールの1つであるクロロゲン酸が含まれており、脂肪燃焼効果のほか、脂肪を蓄積しにくくする作用があります。**

また、共通して含まれるカフェインには、脂肪を分解し、代謝する効果がありますが、一時的に血糖値を上昇させる働きもあります。ですが、双方を混ぜて飲むことで、緑茶のカテキンに含まれるエピガロカテキンガレートという成分が急激な血糖値の上昇を抑制します。「緑茶コーヒー」は、両方の健康効果を得られる、内臓脂肪を減らすのにもってこいのドリンクなのです。

1対1で割るだけ「緑茶コーヒー」

いつも飲んでいる緑茶とコーヒーを同量ずつ混ぜるだけで、効果抜群のダイエットドリンクに。予想外の飲みやすさにも驚くはず。

緑茶とコーヒーを1対1で割るだけ!

コーヒー　**緑茶**

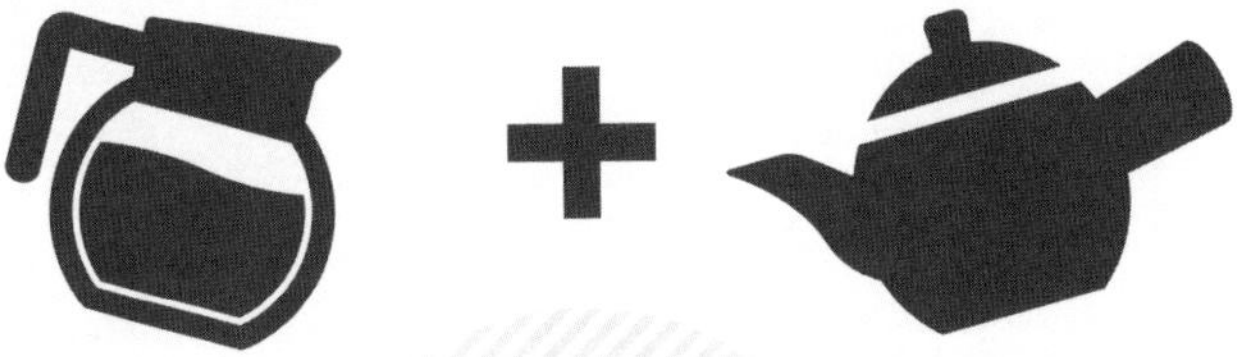

脂肪の蓄積を抑える
クロロゲン酸

脂肪を燃焼する
カテキン

カテキンに含まれる
エピガロカテキンガレートが
カフェインの血糖値上昇作用を抑制

体も心も
すっきり!

内臓脂肪が減ると心も元気に!

無理なダイエットではなく適切にやせると、生活習慣病やがん、認知症のリスクが減るだけでなく、肩こり、便秘、むくみ、イライラ、気分の落ち込み、不眠といった不調も自然に解消します。

悪玉コレステロール値が上がるとヤバいといわれる理由

善玉が少ないと動脈硬化に直結する

脂肪と並んで、不健康の代表のように嫌われるコレステロール。**増え過ぎると動脈硬化を起こし、放置すると心筋梗塞や脳梗塞を引き起こしかねません。ですが、やみくもに減らせばよいというわけではありません。**

コレステロールは、体を構成する細胞膜をはじめ、消化・吸収を助ける胆汁などの材料としても欠かせない脂質で、全体の7~8割を肝臓で合成しています。吸収率が低いため食事からとれるのは、2~3割に過ぎないのですが、注意してほしいのは動物性の脂質。コレステロールの材料となるため、食べ過ぎれば肝臓でより多く合成されてしまいます。

コレステロールは、血液によって全身に運ばれ、余った分は善玉のＨＤＬコレステロールが回収し、肝臓に戻しています。ところが、余った分を血管などに置いてきてしまうのが悪玉と呼ばれるＬＤＬコレステロール。増え過ぎると、血液中にどんどんコレステロールがたまってしまいます。**ＨＤＬの数値がＬＤＬの2倍以上あれば回収できている証拠。2つのバランスが悪いと、血液中にコレステロールが残ってしまっているため、動脈硬化のリスクが高まっているかもしれません。**

なぜコレステロールを気にするのか

血液検査の数値の見方

HDLコレステロール

異常	要注意	基準範囲※
34mg/dL以下	35〜39mg/dL	40mg/dL以上

HDL(善玉)コレステロールと呼ばれるもの。低過ぎると脂質代謝異常の疑いがある。

LDLコレステロール

異常	基準範囲※	要注意	異常
59mg/dL以下	60〜119mg/dL	120〜179mg/dL	180mg/dL以上

LDL(悪玉)コレステロールと呼ばれるもの。高過ぎると脂質代謝異常の疑いがある。

※将来、脳・心血管疾患発症しうる可能性を考慮した基準範囲
出典:公益社団法人日本人間ドック学会「検査表の見方」より作成

コレステロールはないほうがいい?

コレステロールは細胞膜やホルモンの原料として体に不可欠な脂質です。体に必要なコレステロールの7〜8割は肝臓でつくられ、2〜3割を食事からとり入れています。

HDL(善玉)とLDL(悪玉)コレステロールは何が違うの?

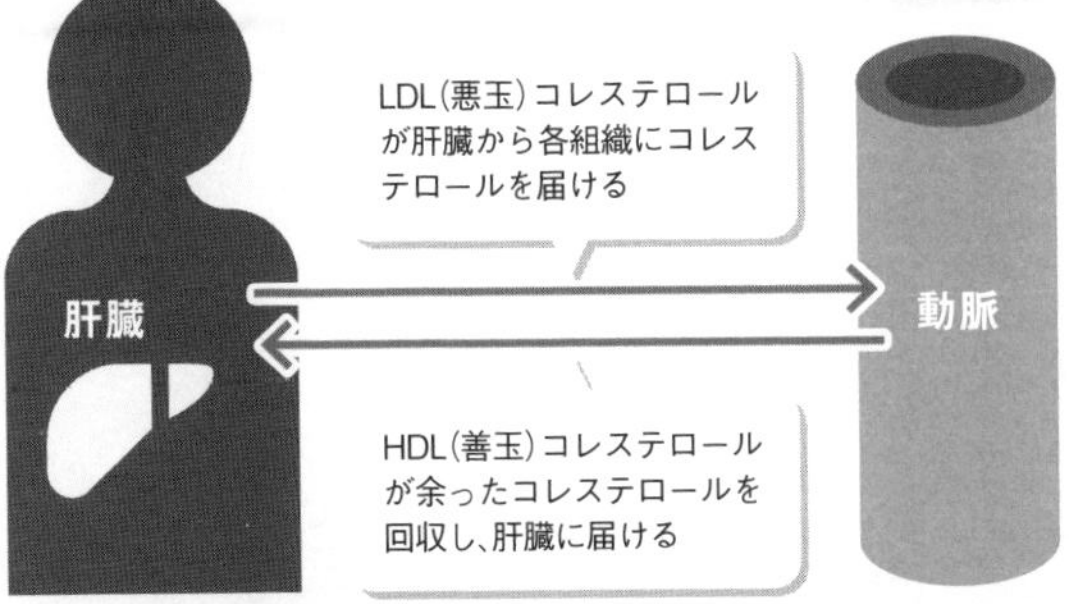

問題なのは、余ったコレステロールを血管に置きっぱなしにすること。その原因がLDLの増え過ぎです。回収役のHDLが多ければ大丈夫です。

コレステロールはHDL(善玉)とLDL(悪玉)それぞれの量とバランスが大事!

悪玉コレステロール値を下げる最強の食べ物

脂肪を代謝して善玉を増やす

サラダからスープ、ロールキャベツのような料理まで幅広く使えるキャベツ。実は、**胃腸薬としても知られるビタミンUをはじめ、肝臓にコレステロールがたまるのを防ぐともに脂肪の代謝をスムーズにし、脂肪肝や動脈硬化を予防するイノシトールを含む万能野菜。**神経を正常に保つ、髪を健やかにして抜け毛を防ぐ効果もあるといわれています。さらに漢方でも、腎を養い加齢によるシミ・しわを防ぐアンチエイジング、消化不良を改善する食材として位置づけられています。

私のイチ押しは、おからパウダーとヨーグルトを組み合わせたおからヨーグルト。おからパウダーには食物繊維が豊富で、血糖値の上昇を緩やかにして脂肪をため込むのを防いでくれます。また、良質なたんぱく質も豊富で、お腹の中で膨らむから、腹持ちがとてもよいのも嬉しいポイント。ヨーグルトと合わせて食べることで、腸内には善玉菌と短鎖脂肪酸が増えます。この**短鎖脂肪酸は、食物繊維が発酵するときにつくられる物質で、脂肪細胞が栄養をとり込むのを防いで脂肪の燃焼を促し、善玉のＨＤＬコレステロールを増やしてくれます。**

万能野菜キャベツとおからヨーグルト

つけ合わせやおやつをひと工夫して食生活をちょっと変えるだけで、悪玉のLDLコレステロールを減らすことができます。

キャベツ

POINT

- LDL（悪玉）コレステロールを減らす
- 脂質や糖質を代謝する
- 肝臓に脂肪がたまらないようにする

脂肪が多い肉を食べるときは、たっぷりの千切りキャベツを添えて、LDLコレステロールを減らそう。

＼ おすすめの食べ方 ／

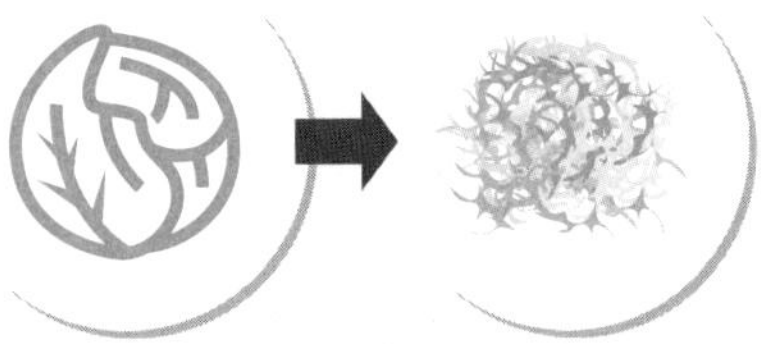

生のまま食べて
栄養素を
余さず摂取！

おからヨーグルト

POINT

- HDL（善玉）コレステロールを増やす
- 腸内環境を改善
- 血糖値をコントロール

コレステロール値を下げる乳酸菌たっぷりのヨーグルトと食物繊維たっぷりのおからは相性抜群。

＼ おすすめの食べ方 ／

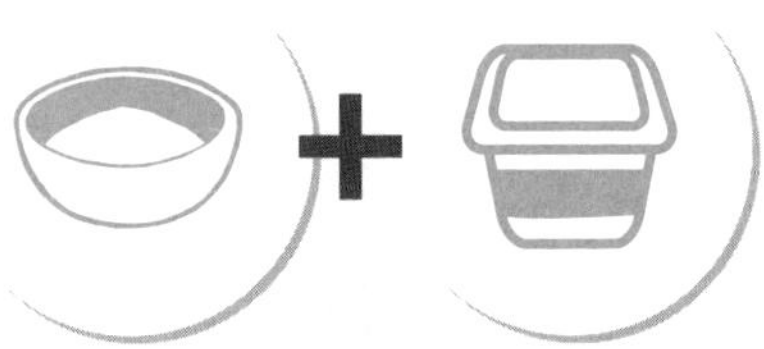

無糖ヨーグルト大さじ8に
おからパウダー大さじ2を加えて
1日1回食べるだけ！

中性脂肪が高いとヤバいといわれる理由

動脈硬化や脂肪肝、急性膵炎のリスク

血液検査の項目を見ると、ＨＤＬコレステロールやＬＤＬコレステロールと並んで、「中性脂肪（ＴＧ）」という数値があります。中性脂肪は、体を動かす重要なエネルギー源で、余った分は肝臓で蓄えられ、エネルギーが不足したときに使われます。ただ、多くなり過ぎると、肥満をはじめ様々な生活習慣病を招くことになります。

中性脂肪の増えすぎは、消費するエネルギー以上に食べてしまうのが原因。食品から吸収するほか、使われずに余った脂質や糖質も肝臓に送られて中性脂肪に合成され、皮下脂肪や内臓脂肪として蓄えられるのです。厚生労働省による令和元年の国民健康・栄養調査では、40～50代の男性の半数以上が基準値を超え、40代までは比較的少ない女性も閉経後に増えているという結果が出ています。

中性脂肪が増えるとＨＤＬが減ることがわかっています。通常バランスよく保たれているＨＤＬとＬＤＬですが、バランスが崩れると血管がダメージを受け、動脈硬化を引き起こしやすい状態に。また、中性脂肪が肝臓にたまり過ぎると脂肪肝になり、生活習慣病のリスクが高まってしまいます。

余ったエネルギーが中性脂肪になる

増え過ぎは肥満に直結し、HDLコレステロールを減らしてLDLコレステロールを増してしまうので、早めに対策をしましょう。

中性脂肪がたまる仕組み

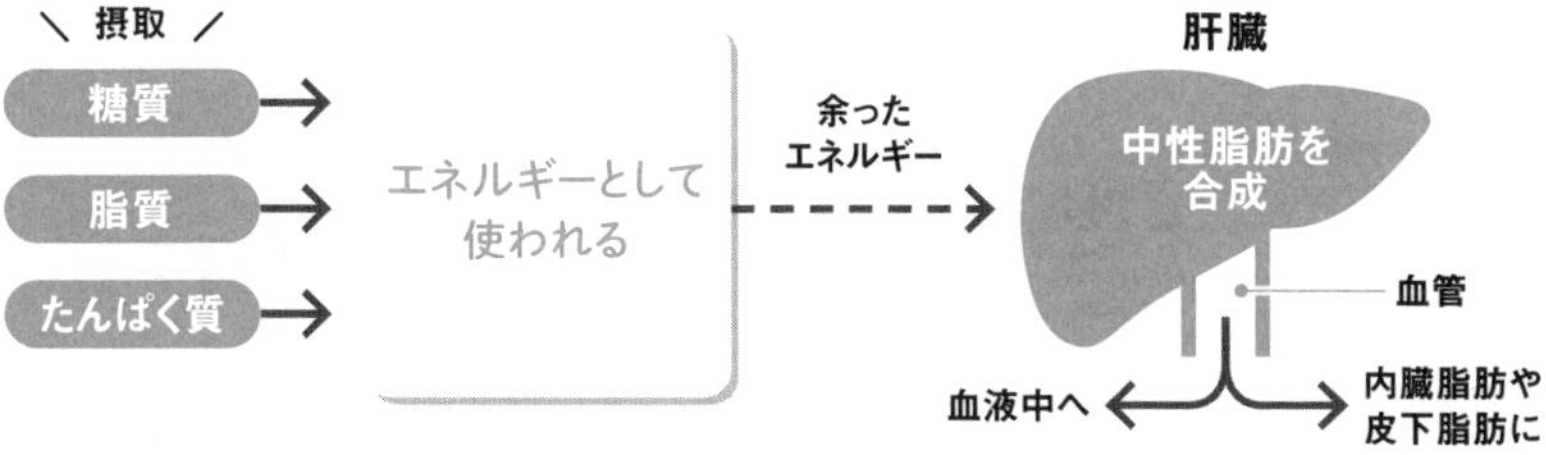

中性脂肪の数値が基準値を超えている人の割合

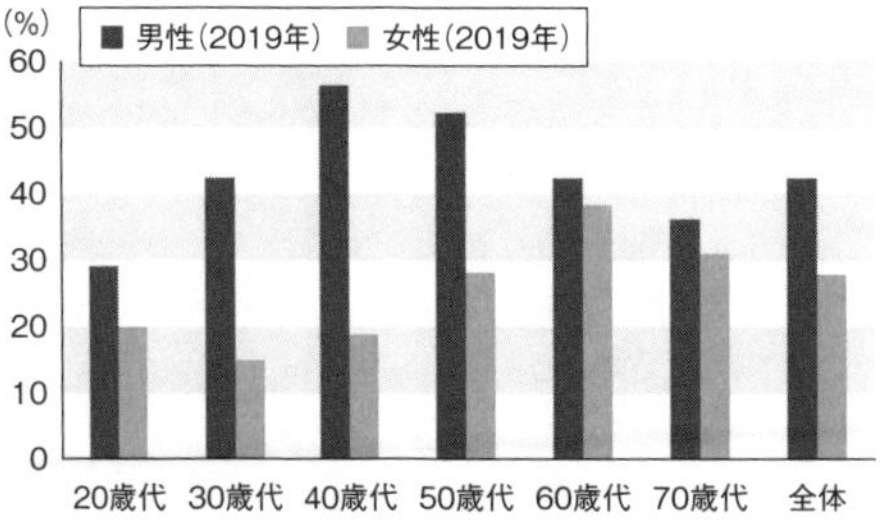

※コレステロールを下げる薬または中性脂肪を下げる薬の使用者を含む。
出典：令和元年国民健康・栄養調査より作成

男性は2.5人に1人、女性は4人に1人が要注意

中性脂肪の基準値は30〜149mg/dLで、150を超えると要注意です。全年代の平均で男性40%、女性25%が超えているという結果に。

中性脂肪が増えるとコレステロールにも影響

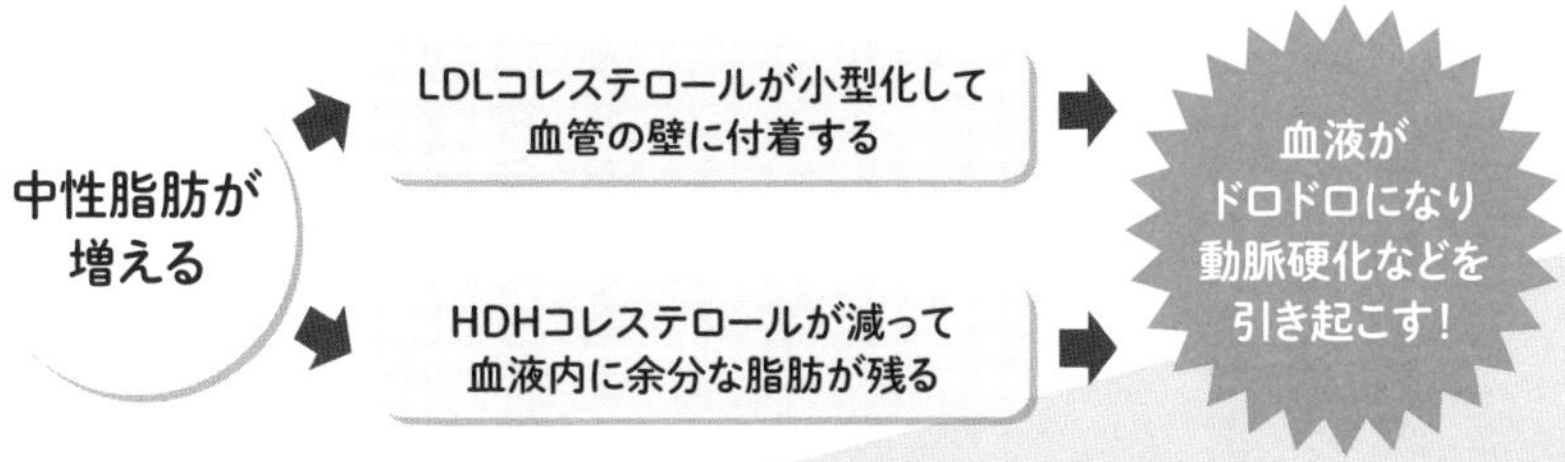

第３章

中性脂肪を減らす 最強の「おかずみそ汁」

みそとたっぷりの野菜で脂肪燃焼！

日本人の肥満は、みそ汁離れが進んで食が欧米化し、高脂肪・高カロリーの食事で腸内環境が悪化したことが理由の１つといわれています。そこで注目してほしいのが、野菜たっぷりの「おかずみそ汁」。普段から食べている人も多い身近な料理のみそ汁ですが、具を増やすだけで驚くほどたくさんのメリットが得られる料理に変わります。

日本の伝統食品であるみそは、吸収されやすい必須アミノ酸やエネルギー代謝に働くビタミンＢ群、血糖値の上昇を抑えるメラノイジン、ＬＤＬコレステロールを下げるリノール酸と大豆レシチン、腸内環境を整える植物性乳酸菌など、健康パワーがぎゅっと詰まった発酵食品。そんなみそと、１日に必要とされる野菜摂取量の半分、約１７５ｇの野菜を入れたおかずみそ汁は、低カロリーで食物繊維たっぷりの最強レシピなのです。

中性脂肪を減らすために食事制限は不可欠です。とはいえ、いきなり食生活を変えるのは難しいもの。でも、馴染みの深いみそ汁を具だくさんにして献立に加えるだけなら簡単です。栄養バランスが整い、中性脂肪を燃やせて、お腹まわりもすっきりしますよ。

具だくさんのおかずみそ汁で中性脂肪がメラメラ燃える!

おかずみそ汁のポイント

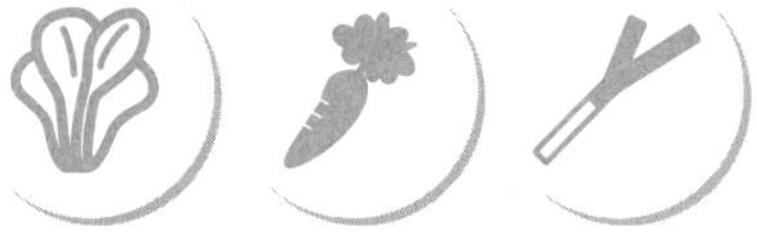

生だとかさがあって
食べにくい量の野菜も……

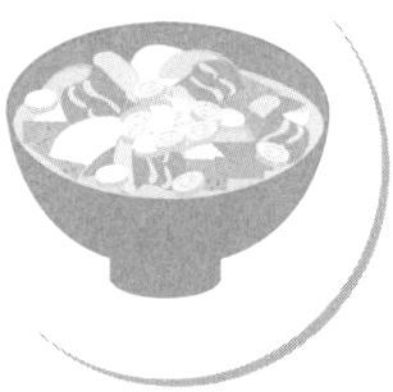

おかずみそ汁にすれば
かさが減って食べやすい!

具だくさんのみそ汁で中性脂肪を燃やす

温かいおかずみそ汁をフーフーしながら食べると、副交感神経が優位になってストレス食いがストップし、中性脂肪が減らせます。

さらに効果を上げる3つのルール

①約175gの野菜を入れる

②たんぱく質をプラス

③食事の最初に食べる

④1日に1食は食べる

※野菜の1日の摂取目標量は350g

おかずみそ汁のすごい効果

エネルギーの代謝を促進する

おかずみそ汁は、エネルギー代謝をよくする水溶性のビタミンB群を汁ごととれるので、毎日食べると中性脂肪を燃焼しやすい体に。

内臓を温めて基礎代謝をアップ

みそ汁が内臓を温め、ダイエットの大敵である冷えを解消。血行も改善して内臓の働きが活発になると、基礎代謝もアップします。

筋肉量が増えて太りにくい体に

具に肉や魚介、大豆製品、卵などを加えてたんぱく質を摂取。筋肉量が増えるとエネルギー消費量が増えて太りにくくなります。

第3章

血糖値が高いとヤバいといわれる理由

失明や人工透析、下肢切断のリスク

食事をとると、誰でも血液中のブドウ糖が増えて血糖値が上昇。すると、ブドウ糖をグリコーゲンに変えるためのホルモン「インスリン」が分泌され、グリコーゲンをエネルギー源として利用します。この仕組みにより、血糖値はほぼ一定に保たれているのです。

血糖値は食事だけでなく、運動や入浴などでも変動します。そのため健康診断では、比較的変動が小さい、空腹状態で測定したものを指標としており、これを「空腹時血糖値」と呼びます。生活習慣の乱れなどが続くと血糖値は高い状態が続き、血液がドロドロの状態、いわゆる糖尿病になってしまいます。

糖尿病には若い世代を中心に発症する1型もありますが、１０００万人ともいわれる患者のほとんどは、40歳過ぎから急速に増える2型です。最初は自覚症状がありませんが、**血糖値を測る指標ＨｂＡ１ｃ（ヘモグロビンエーワンシー）の値が教えてくれます。日本人間ドック学会の基準範囲は5・5%以下で、この値より大きくなればなるほど糖尿病の可能性大。**何もせず放置していると、失明や人工透析、下肢切断などになりかねない合併症をはじめ、重篤な病が待っています。

2型糖尿病を招く3大要因

2型糖尿病は運動不足や喫煙などが原因の生活習慣病。遺伝的因子も影響するといわれており、家系に糖尿病の人がいる場合も要注意です。

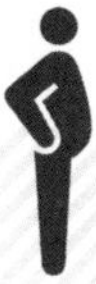

肥満

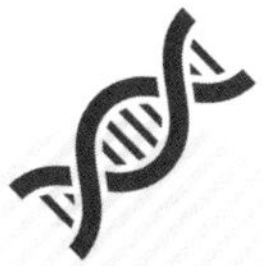

遺伝因子

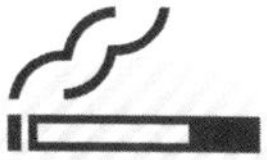

喫煙

1型糖尿病と2型糖尿病の違い

インスリンを分泌するすい臓の細胞が破壊されることによって起こる1型糖尿病は、若い世代を中心に発症します。生活習慣が関わる2型糖尿病とは原因や治療が大きく異なります。

糖尿病で血管が傷つくと様々な病気に

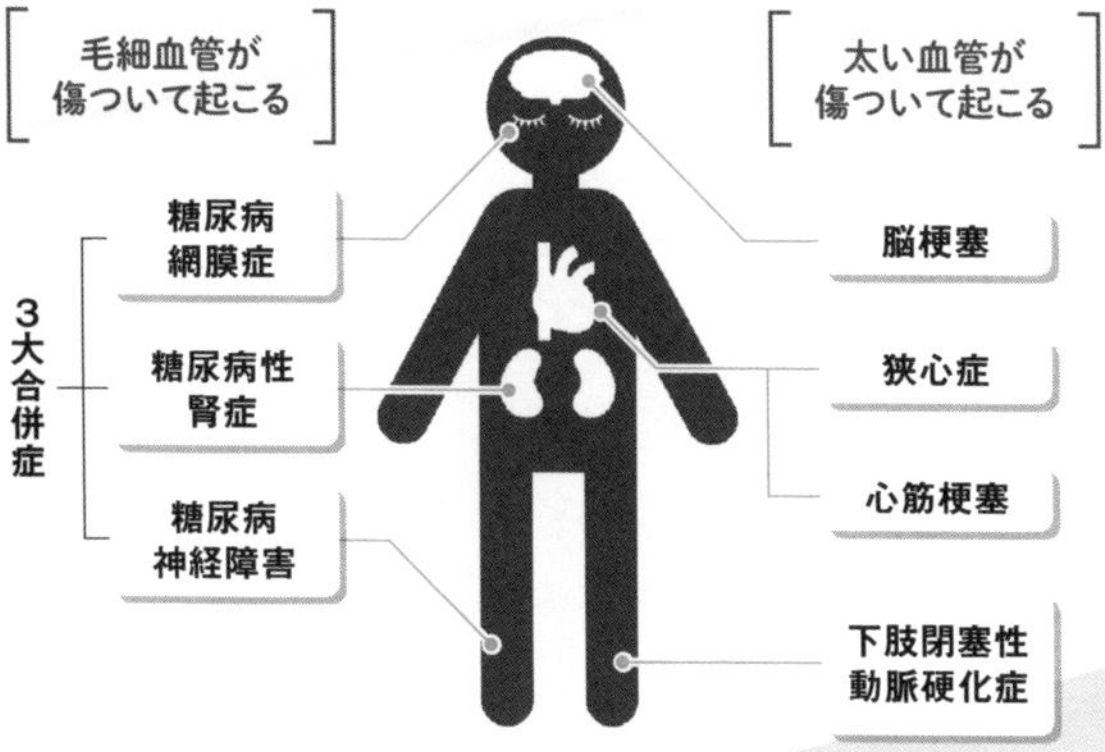

糖尿病は恐ろしい合併症を引き起こす

治療せずに高血糖状態を放置し続けると、全身の血管や神経がダメージを受けて、重篤な病を引き起こします。

血糖値を下げる「やせる出汁」

糖質依存とデブ味覚を断ち切る

やせるためにはよくないとわかっていても、ごはんやパン、麺類を食べ出したら止まらない。イライラするとチョコレートやお菓子に手が伸びる。そうなってしまうのは、糖質をとると幸せホルモンのセロトニンが放出されるから。交感神経も緩んでストレスを緩和するので、空腹でなくても食べたくなってしまうのです。**この糖質依存から抜け出すお助け食材は、和食とは切っても切れない「出汁」**。かつお節にはセロトニンの原料となる「トリプトファン」が含まれており、糖質に頼らなくても心と体をリラックスさせられます。糖質が無性にほしくなったら左ページを参考に、まずは「やせる出汁」を試してみましょう。気持ちが落ち着いて、今までのような糖質のドカ食いを防止できるはず。

やせる出汁には、代謝をアップさせるイノシン酸や食欲を抑制するヒスチジンも含まれています。つくり方は簡単で、飲むときにお湯を注ぐだけと手軽。糖質依存の人は、濃い味つけを好む味覚になっており、太りやすい食事になる傾向がありますが、やせる出汁に含まれる亜鉛は、薄味でもおいしいと感じる本来の味覚をとり戻してくれます。

「やせる出汁」で糖質依存から脱却!

食べ過ぎの連鎖を止めるには、うま味たっぷりのやせる出汁。1日1杯飲むだけで早ければ3日で、本来の味覚にリセットが可能です。

うま味食材を掛け合わせた「やせる出汁」

材料はスーパーで買えるものばかり。お湯を注ぐだけでうま味たっぷりの出汁が味わえる万能のやせる出汁はつくり方も簡単です。

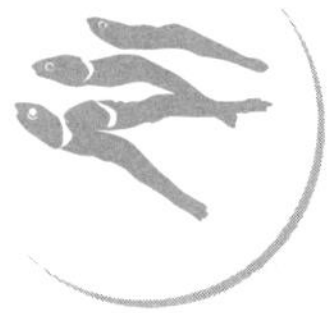

煮干し 10g

頭と内臓はとり除かず全部使うのがポイント。

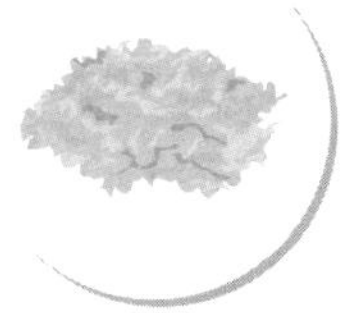

かつお節 30g

スーパーなどで購入できる削り節でOK。

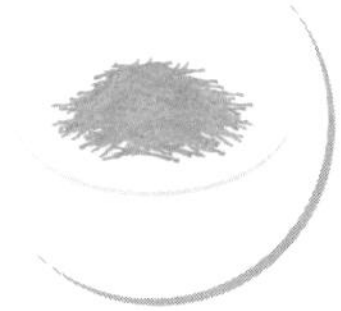

きざみ昆布 30g

塩昆布はNG。塩分を使用していないもの。

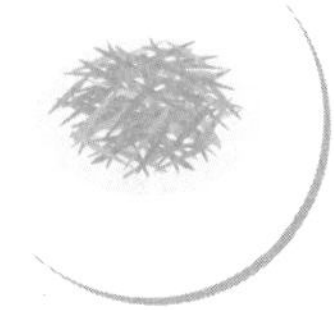

緑茶(茶葉) 5g

緑茶の茶葉ならどんなタイプでもOK。

やせる出汁のつくり方

1. 煮干しは水分を飛ばしやすいように細かく手でちぎり、中火にかけたフライパンでから煎りする。
2. パチパチと音がしてきたら、かつお節を加える。空気を含ませるように、下から上に混ぜながら、さらにから煎りする。
3. かつお節が手で軽く握るだけで崩れるような状態になったら、火を止める。
4. ミキサーにきざみ昆布、緑茶、3の順に入れて、粉状になるまで撹拌したら完成。瓶に入れて冷暗所で2週間保存可能。

第3章

肝機能数値が高いとヤバいといわれる理由

肝臓の危険信号を放置しない

肝臓は、脳とともに人体で最も大きな臓器で、栄養素の分解・合成・貯蔵や、有害物質の解毒・分解、胆汁の生成・分泌など、重要な役割を担っています。血液中のブドウ糖からインスリンによって変えられたグリコーゲンも、肝臓に蓄えられて、必要なときにエネルギー源として放出されます。肝臓には痛みを感じる神経がなく、障害がかなり進行しないと症状が表れないため、「沈黙の臓器」とも呼ばれています。

肝臓の障害を教えてくれるのは、健康診断の肝機能検査、AST、ALT、γ-GTPの3項目。これらは肝臓の細胞にある酵素で、何かの原因で細胞が壊されると血液中に放出され、数値を上げます。肝機能障害のなかでも、生活習慣病と関わりが深いのが「脂肪肝」。糖質のとり過ぎやアルコールの飲み過ぎなどが原因で、肝細胞に脂肪をためて働きを鈍くします。**適切な治療を受けずに放置すると、肝炎や肝障害を経て、最終的には肝硬変や肝臓がんなど命を脅かす病へと進行してしまいます**。肝臓には再生能力があるので、危険信号をきちんと受け止め、肝臓に優しい生活へとシフトチェンジしましょう。

肝臓の病気は自覚症状が表れにくい

ウイルスのほか、糖質やアルコールの過剰摂取を続けていると肝臓に負担がかかり、ひどい場合には肝臓病になってしまう可能性があります。

肝臓病を招く3大要因

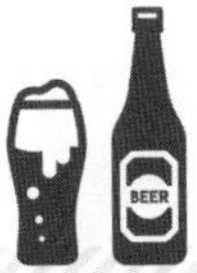

過度なアルコール

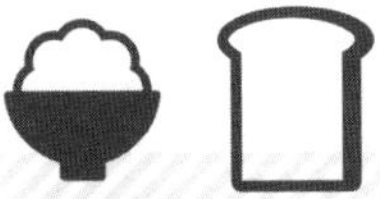

糖質のとり過ぎ

ウイルス

肝臓の状態を健康診断で確認しよう!

肝機能検査の3項目

AST　ALT　γ-GTP

1つでも基準値より高いと……

肝機能異常 = 二次検査

検査項目	基準範囲	異常値（高値）の場合に疑われる病気
AST	30U/L以下	急性・慢性肝炎　アルコール性肝炎　脂肪肝　肝硬変
ALT	30U/L以下	急性・慢性肝炎　アルコール性肝炎　脂肪肝　肝硬変
γ-GTP	男性：50U/L以下 女性：30U/L以下	アルコール過剰摂取　薬物摂取　肝臓病（アルコール性肝障害、薬剤性肝障害）　胆道の病気（胆道炎、総胆管結石）

肝機能数値を下げる最強の食べ物

枝豆としじみで肝臓をいたわる

肝機能は、糖質のとり過ぎやアルコールの飲み過ぎなど、普段の何気ない生活習慣が原因で低下してしまいます。肝機能が弱ったたままでは、肝硬変や肝臓がんなど、命に関わる病気になることもあります。

肝機能をとり戻すのに効果的な食材は、枝豆としじみ。枝豆は、たんぱく質やビタミンB群が豊富な食材で、肝細胞の再生を促進し、糖質の代謝やアルコールの分解能力を高める効果があります。しじみに含まれるタウリンやメチオニンにも、肝臓の機能を強化する作用があり、オルニチンは二日酔いを解消する助けになります。また、しじみには体の余分な水分を排出する作用もあり、お酒を飲んだ後のむくみなども調整してくれます。

こういった食材は肝機能の回復を助けますが、それだけでは十分とはいえません。肝機能が低下してしまう原因のほとんどは、糖質のとり過ぎとアルコールの飲み過ぎです。まずは、普段の食事が糖質多めになっていないか見直しましょう。ゆっくりとよく噛んで食べるだけでも食べ過ぎは防ぐことができます。お酒は適量を守り、週に何日かは飲まない日をつくって肝臓を休めてください。

肝臓に優しい食事で肝機能をとり戻す

肝機能を回復させるには、枝豆やしじみが効果的です。糖質のとり過ぎやアルコールの飲み過ぎにも気をつけましょう。

枝豆

POINT

- 糖質や脂質を代謝する
- アルコールの分解を促す
- エネルギーを転換する

枝豆のビタミンB群は糖質や脂質の代謝を促し、良質なたんぱく質は肝細胞の再生を促進します。

＼ おすすめの食べ方 ／

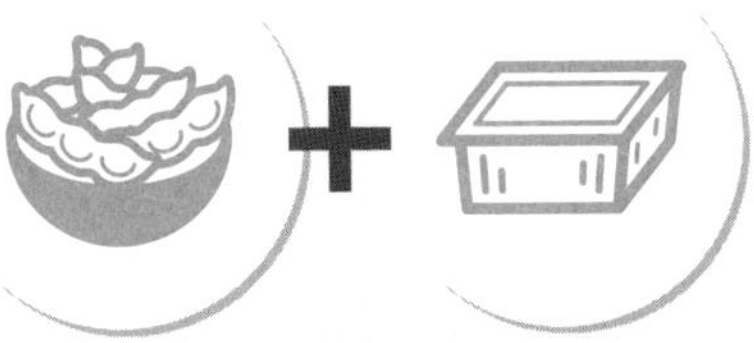

豆腐と
一緒に食べて
栄養素の吸収を促進！

しじみ

POINT

- 毒素の分解を促進
- 肝臓の機能を強化
- 体の水分を調整

アルコールの分解を助けるオルニチンや、肝機能を強化するタウリン、メチオニンが豊富。

＼ おすすめの食べ方 ／

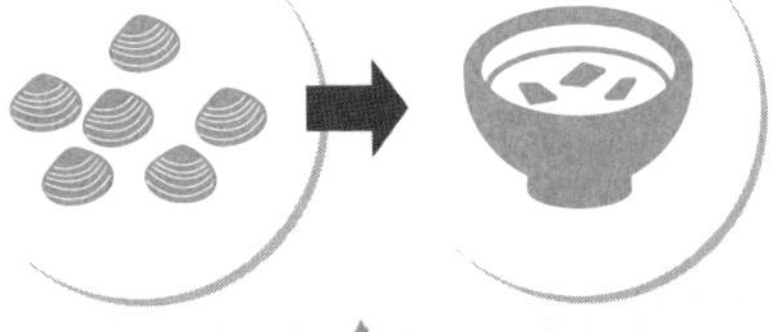

みそ汁に入れて
栄養素を
効率よく摂取！

第3章

血圧が高いとヤバいといわれる理由

「ちょっと高め」も甘く見るのはNG

血圧は、ストレスを感じる、体を動かす、といったことでも上昇しますが、一時的に高くなるだけなら高血圧ではありません。安静時に、収縮期血圧（上の血圧）が１４０㎜Hg以上、または拡張期血圧（下の血圧）が90㎜Hg以上になると高血圧です。こちらは病院で測定したときの数値で、家庭で測る場合は５㎜Hg低く設定します。高血圧はほかの生活習慣病と同じように、これといった自覚症状がないため、「サイレントキラー（静かなる殺し屋）」といわれています。やみくもに怖がってストレスをためると、それも血圧上昇の一因になります。**病気の実感はなくても、血圧は「やや高め」といった程度でも血管にダメージを与えるので甘く見るのは危険です。**

高血圧の主な原因は、加齢とともに血管がしなやかさを失って弾力性が失われるためですが、塩分のとり過ぎや肥満を招くような生活習慣は血管の劣化を加速させます。血管の内側にドロドロの脂肪がくっつく、傷ついて血栓ができるというリスクも増え、**血栓が脳に運ばれれば脳梗塞、心臓で詰まれば心筋梗塞を引き起こしてしまうのです。脳出血や腎臓病、認知症のリスクも高くなります。**

放置はNG！ 自覚症状の出ないうちに改善を

血圧は「やや高め」でも、心臓が血液を送り出すたびに血管がダメージを受けています。大きな病気になる前に早めから対処しましょう。

血圧値の分類

	安全ゾーン	イエローゾーン		レッドゾーン		
収縮期血圧	120未満	120〜129	130〜139	140〜159	160〜179	180以上
拡張期血圧	80未満	80未満	80〜89	90〜99	100〜109	110以上

(mmHg)

／ イエローゾーンは安全地帯ではない！ ＼

※家庭で測定する場合は、上記の数値より−5mmHg低く設定。

出典：「高血圧治療ガイドライン2019」をもとに作成

高血圧で傷つきやすい血管と疾患

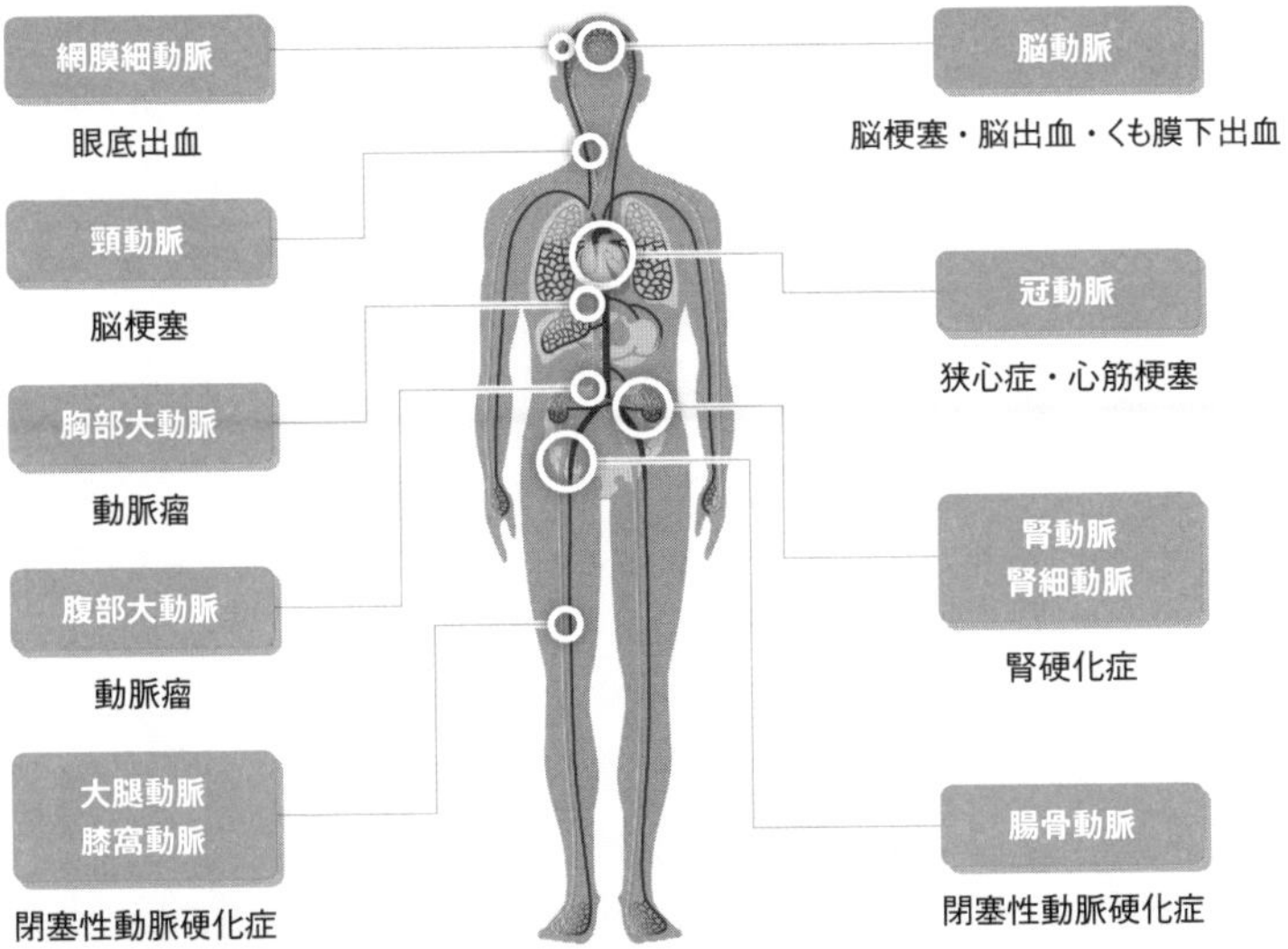

高血圧を放置すると全身の血管がボロボロになり
心不全・脳卒中・認知症などの原因にも！

第3章

血圧を下げる食べ方と緩めの運動

つらい運動や食事制限はしなくていい

血圧を下げるには減塩が一番ですが、毎日のことなので、味気ない食事ばかりだと長続きしません。そこで、食べ方をひと工夫して満足度をアップさせましょう。

出汁で用いるかつお節のイノシン酸、昆布のグルタミン酸といった違う種類のうま味を掛け合わせると、うま味が何倍にも増してより一層おいしくなります。レモンやすだち、ゆずをはじめとする柑橘系のほか、酢、ヨーグルトなどの酸味をプラスすると、料理の味が引き締まります。ねぎやしょうがなどの薬味、こしょうや唐辛子などのスパイスを使えば、香りが豊かになってインパクトのある味に。りんごやみかん、柿など、カリウムの多い食材は、塩分を排出して血圧の上昇を抑制する効果があるのでおすすめです。

食事だけでなく運動も大切です。といっても、きついトレーニングはしなくて大丈夫。運動不足の人でも無理なく継続できるエクササイズ、例えば左ページの「手足ブラブラ歩き」なら、いつでもどこでもできます。食事を終えた20～30分後に行うと、食後の血糖値上昇を抑える効果も。気軽にできる有酸素運動をとり入れてみましょう。

高血圧の改善には塩分を控えて緩めの運動をプラス

減塩してもおいしく食べる方法はたくさんあります。短時間でつらくない運動でも、続けると血圧を下げる効果があります。

おいしく減塩する技

POINT

- 出汁のうま味で薄味でも満足度アップ
- 柑橘類や酢、ヨーグルトなどの酸味を使う
- 薬味やスパイスで味にアクセントを

料理の味つけだけでなく、醤油差しをスプレータイプに変えるなど、食卓で使う塩分も見直して。

＼ 出汁にプラス ／

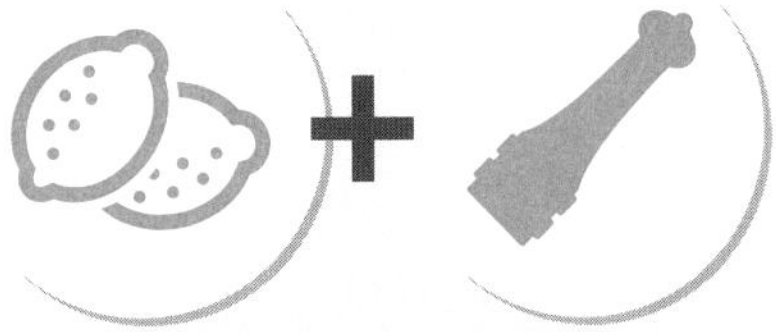

出汁のうま味で素材本来の味を楽しみ、酸味や薬味、スパイスで、新しいおいしさを見つけよう。

手足ブラブラ歩き

POINT

- 1～2を3回1セットで朝昼晩3セット行う
- 1セット約5分でウォーキング10分の効果
- 食後20～30分後に行うと血糖値の上昇を抑えられる

仕事や家事の合間、テレビのCMタイムなどで、いつでもどこでもできる有酸素運動を習慣化。

＼ やり方 ／

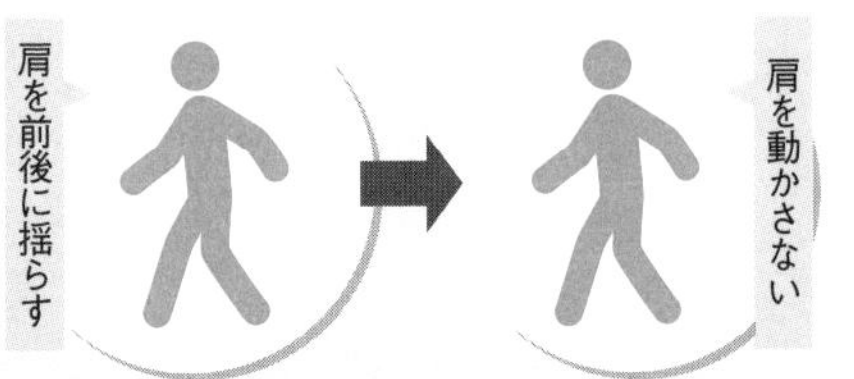

1 正しい姿勢で立ち、肩の力を抜いて前後にゆらしながら腕を振る。同時にその場で1分間ジョギングをする。

2 30秒間、肩をゆらさず、その場でウォーキングをする。

朝昼晩の毒をためない食事術

食事を抜くのは逆効果

体の毒がたまる大きな要因の1つは肥満。食べ過ぎたり飲み過ぎたりして、消費するエネルギーよりも摂取量が上回り、その積み重ねが、余分な脂肪をつくって内臓脂肪などになって蓄積されるのです。

では、食べ過ぎないようにと食事の回数を減らせばよいかというと、そうではありません。例えば、**朝食を抜いて1日2食にするのはむしろ逆効果**。夕食の次が昼食になると空腹時間が長くなってしまい、昼食をとった際に血糖値が跳ね上がって太りやすくなってしまいます。それに、**朝食には乱れがちな体内時計をリセットして、新陳代謝やホルモン分泌をスムーズにするメリットも。食事を抜くよりも、3食きちんと食べるほうが、体内時計や血糖値をコントロールしやすく、肥満になりにくいのです。**

夕食を抜くのも当然ダメですが、体は夜から朝にかけてはエネルギーをため込む働きがあるので、軽めにするとダイエット効果が上がります。その分、昼食は午後も活動するので、しっかり食べましょう。丼物や炭水化物の重ね食べではなく、定食など栄養バランスのよいメニューがおすすめです。

心も体も軽くなる朝昼晩の食事術

むやみに食事制限するよりも、「食事を抜かない&食べる順序を意識する」が正解。夕食にがっつり食べるのをやめると、太りにくくなります。

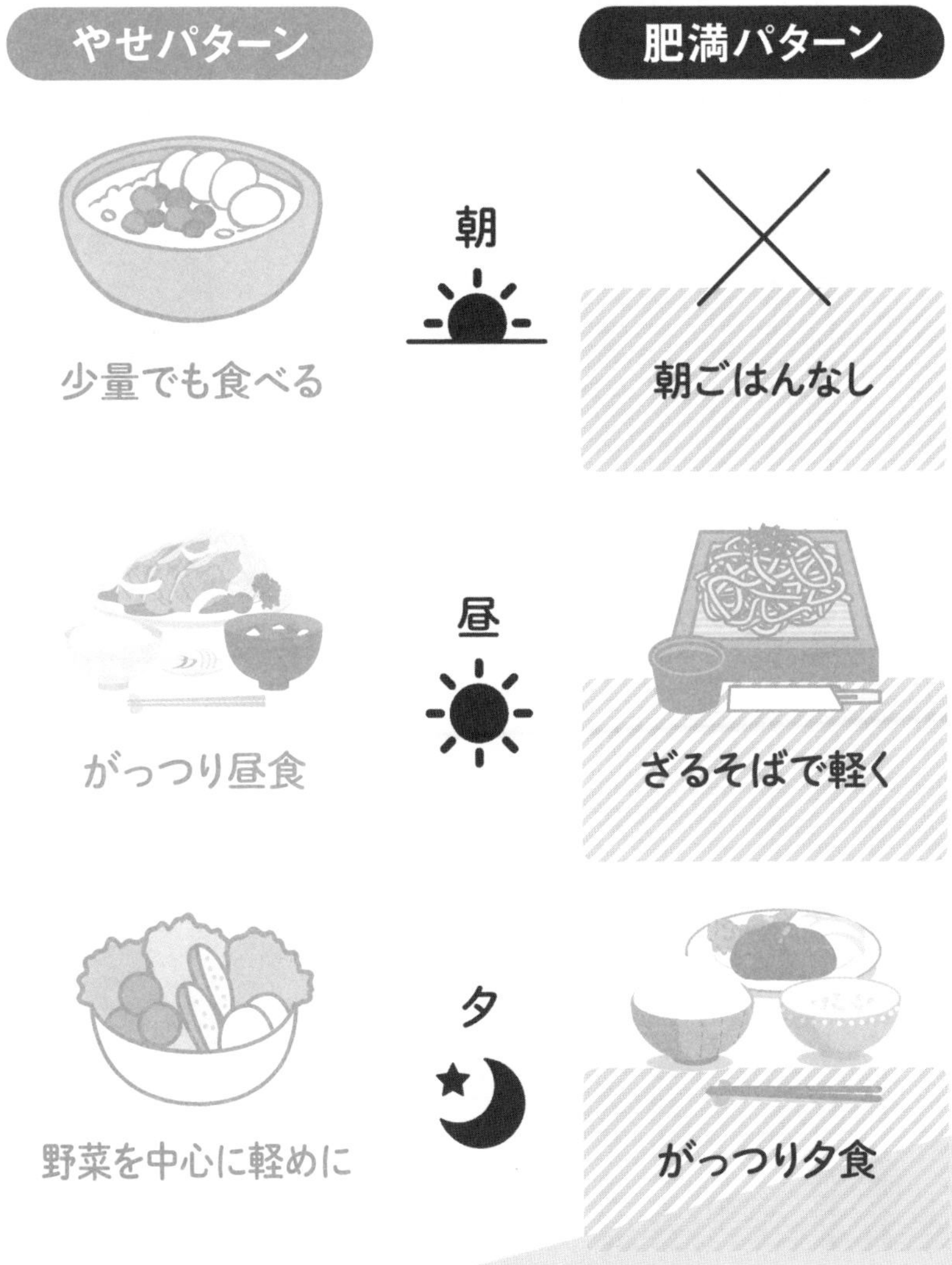

ベジファーストよりミートファースト

満腹感が得られて心にも効く

食の新常識として近年注目されているのが、たんぱく質が主成分の肉などを最初に食べる「ミートファースト」。ここ数年で浸透した野菜から食べる「ベジファースト」と同様に、肥満や様々な病気の引き金となる血糖値の急上昇を防げることがわかってきています。ごはんやパン、麺類といった**炭水化物を最初に食べると、血糖値が急激に上昇します。それを下げようとインスリンが過剰に分泌されることで空腹感を呼び、過食しがちに。**こうした負のスパイラルを断ち切る方法としてはどちらも有効です。しかし、ベジファーストは重視しすぎると、たんぱく質をとる前にお腹がいっぱいになってしまい、隠れ栄養失調に陥る可能性もあります。

肉→野菜→炭水化物の順番で食べるミートファーストで食事をすればたんぱく質不足を防ぐことができます。また、肉→野菜の順番で食べれば、野菜の食物繊維が腸内環境を整え、肉の消化や吸収をスムーズにするといった効果も。最後に炭水化物を食べる頃にはお腹がだいぶ満たされているので、**自然と糖質量を減らすことができ、意識せずとも緩やかなダイエットに繋がるというわけです。**

肉・魚を先に食べる最新メソッド

ミートファーストは、野菜より先に肉や魚を食べて血糖値の上昇を防ぐ最新メソッドです。ベジファーストよりもダイエットできると注目されています。

肉は心の栄養

＼ 肉 ／

たんぱく質 ＋ 鉄 ＝

赤み肉はセロトニンの原料となるたんぱく質が豊富で、不足するとうつ病のリスクが高まる鉄も含んでいます。落ち込んだときは肉を食べましょう。

いつもの食事のままで順番を変えればOK!

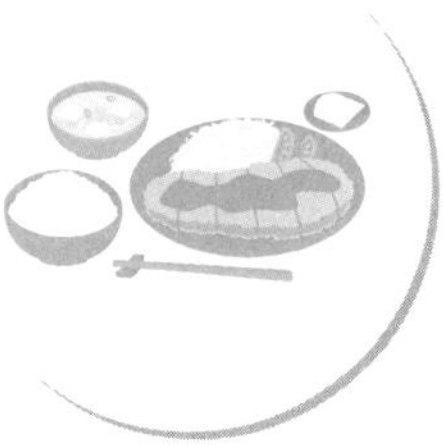

食べる順番

とんかつ
↓
野菜
↓
みそ汁
↓
ごはん

肉や魚を最初に食べることで、満腹感を得やすくなります。自然と糖質の摂取量が減り、太りにくい食事に。

ベジファーストよりミートファーストな理由

肉や魚などから食べるミートファーストは、満腹中枢に働きかける「インクレチン」というホルモンが分泌され、よく噛むことでさらに満腹感を得られやすく、過食を防ぐことができます。

むくみを消し去る食べ物

循環をよくすればむくみも解消

むくみは血液の循環が悪くなったときに起きます。なかでもふくらはぎは下半身の血流の要で、「第二の心臓」とも呼ばれ、ポンプのような役割を果たしています。これが機能しないと血流が悪くなり、毛細血管から細胞の間に水分がしみ出してむくむのです。

下半身がむくんだときは、ズッキーニがおすすめ。カリウムやカルシウムといったミネラルに加えて、ビタミン類も豊富。体内の水分が余っているときは排出し、足りなければ補って保持してくれます。「気」「血」「水」の流れをよくする**玉ねぎも、体内の巡りを改善してむくみを解消してくれるほか、頭痛や肩こりにも効果があります。**加えて、むくみの予防には適度な運動も有効なので、これらの食材とともにとり入れてみてください。

むくみの要因には塩分のとり過ぎや血流を悪くする冷えなどがあります。ほとんどの場合は、生活習慣の見直しや運動で改善できる一時的なもの。ただし、心不全や血栓などが隠れている危険なむくみもあります。片足だけむくむ、痛みを伴う、数日たっても改善しないといった場合は、内科を受診し、必要に応じて専門医の診察を受けましょう。

巡りをよくして冷えやむくみを改善

カリウムやカルシウムが豊富な野菜や「気」「血」「水」の流れをよくする食材、適度に体を動かすこともむくみ解消に有効です。

ズッキーニ

POINT

- 余分な水分の排出
- 水分不足のときは水分を保持
- 熱をとる

カリウムやカルシウムが豊富なズッキーニは、余分な水分を排出してむくみを解消します。

＼ おすすめの食べ方 ／

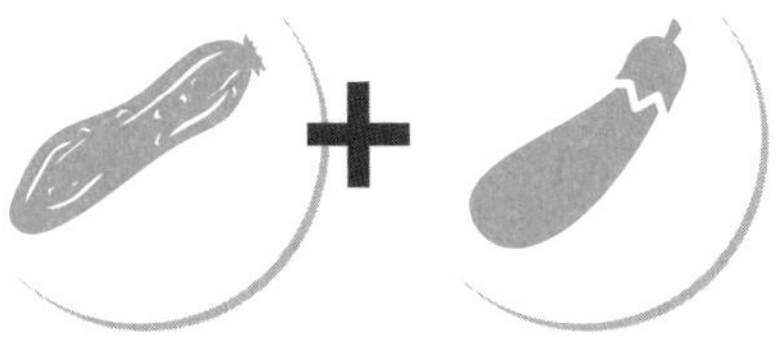

なすと一緒に
食べて
デトックス効果アップ！

玉ねぎ

POINT

- むくみや冷えの解消
- 体内の巡りを改善
- 余分な塩分の排出

「気」「血」「水」の流れをよくする玉ねぎと体を温める鶏肉のスープは、むくみの解消に効果的。

＼ おすすめの食べ方 ／

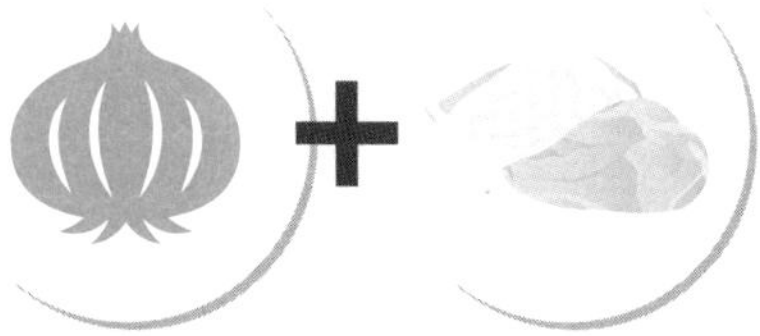

鶏肉と
一緒に食べて
様々な滞りを解消！

腸内環境がよくなると病気知らずに

多様な細菌のいる腸が理想

　私たちの腸内には、約100兆個もの細菌が生息しています。腸の役割と聞いて思い浮かべるのは食べ物の消化吸収ですが、それだけではありません。腸に住む細菌は、ビタミンをはじめとする人体に有用な物質をつくり出すほか、免疫の働きをサポートして有害なウイルスや菌を攻撃する役割も果たしています。さらに、幸せホルモンのセロトニン、心を穏やかにするGABAをつくる働きも担っています。また、脳と腸は約2000本の神経線維で繋がっていて、お互いに影響を及ぼし合う状態を「脳腸相関」といいます。**腸内細菌のバランスが崩れるとうつ病のリスクが上がったり、アレルギーや肥満、消化器系疾患、自己免疫疾患、がんなど様々な病気に繋がったりすることがわかってきました。**

　腸内細菌のバランスは、食事やたばこ、アルコール、薬などの影響で乱れてしまいます。多様な菌が共生するよい腸内にするには、発酵食品などで菌を摂取し、その菌が活性化するための餌となる食物繊維をとること。ごはんに混ぜるだけで気軽に食べられる**もち麦、いも類、きのこ類、海藻など、色々な種類の食材から食物繊維をとるのが理想です。**

免疫から脳の働きまで重要な役割を担う腸内細菌

私たちの腸内にいる約100兆個もの腸内細菌は、栄養素の消化吸収だけでなく免疫力を高め、体の健康はもちろん、心の健康とも深く関わっています。

腸内細菌の多彩な役割

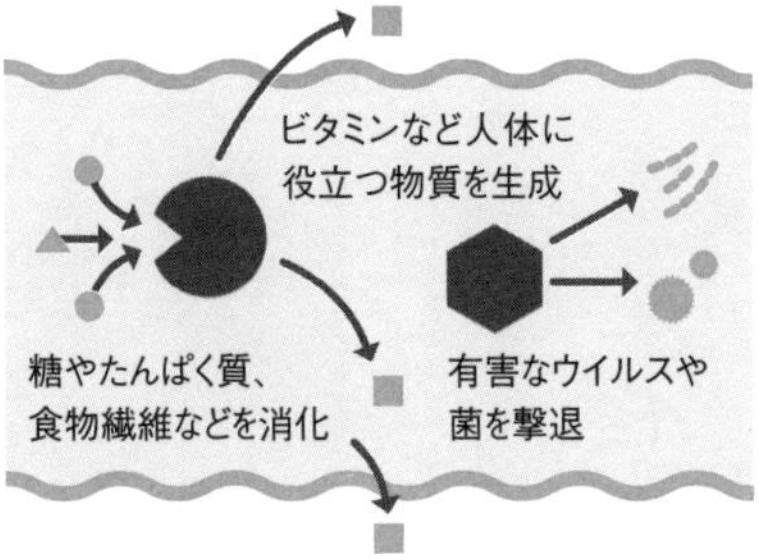

人間の体は腸内細菌と
共存共栄している

バランスが崩れると……

肥満やアレルギー、腸内疾患、
大腸がんなどとの関連や
脳への悪影響も

脳腸相関とは

脳と腸は互いに影響している

脳が感じるストレスで腸が不調になる一方、腸内細菌がつくり出す物質も脳に影響を与えていることがわかっています。

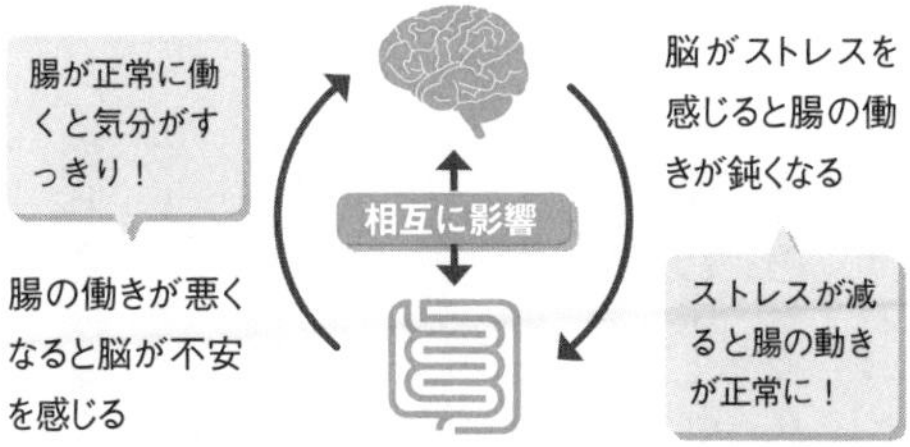

食物繊維が腸内環境を整える

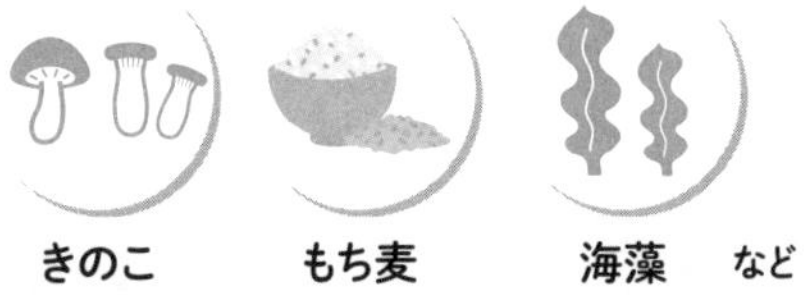

POINT

**腸内細菌の
多様性が失われると
体調が悪化する**

腸内細菌にはそれぞれ役割があるので、多種多様な腸内細菌が生きている腸内環境がベスト。様々な発酵食品や食物繊維をとることが大切なのです。

体を温める免疫力アップ食材

身近な実力派食材で冷えを撃退

　平熱が低いかもと思ったことはありませんか。健康な人の体温は概ね36～37℃で調整されますが、体温が常に35度台であれば「低体温症」の可能性があるかもしれません。体温調節機能や筋肉量が低下している高齢者は低体温になりやすいのですが、近年は女性や子どもにもよく見受けられます。低体温症をはじめ、**冷えは免疫力の低下を招き、様々な病気のリスクを高めてしまいます。**

　改善のために、ぜひ試していただきたいのが、シナモンジンジャーティー。漢方で桂皮と呼ばれるシナモンと、ショウキョウといわれるしょうがを紅茶に入れた漢方ドリンクです。シナモンもしょうがも**胃腸を整えて体を温める効果があり、スーパーなどで簡単に手に入る優れた冷え解消食材です**。また、水分代謝を調節して「気」「血」を補い、慢性的な虚弱体質を解消するかぶもおすすめ。**白い根の部分にはビタミンCや消化酵素アミラーゼ、葉の部分にもビタミン類やカロチン、ミネラル類がたっぷりと含まれていて、血行を促進し冷えを改善してくれます**。薬膳で胃腸を温める働きがあるとされる桜えびと一緒に調理すれば、その効果が倍増します。

冷えを改善すると免疫力がアップする

低体温症をはじめ、体の冷えは、知らず知らずのうちに免疫力を低下させ、病気のリスクを高めます。体を温める食材で解消しましょう。

シナモンとしょうが

POINT

- 血行を改善して体を温める
- 腸内環境を改善する
- 心を落ち着かせる

どちらも体を温める効果が高い食材。市販のパウダーをドリンクやスイーツにひと振りすると手軽です。

＼ おすすめの食べ方 ／

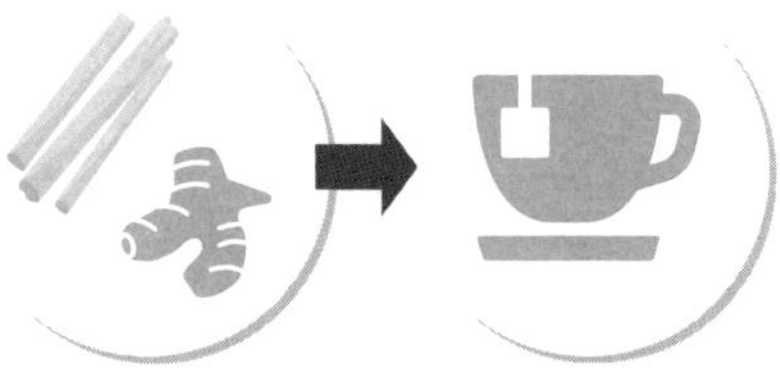

紅茶に
プラスして
新陳代謝アップ！

かぶ

POINT

- 水分代謝を改善
- 虚弱体質を解消
- 栄養の偏りを整える

水分代謝を調節して「気」「血」を補うかぶは、慢性的な虚弱体質を解消して体の熱を調節します。

＼ おすすめの食べ方 ／

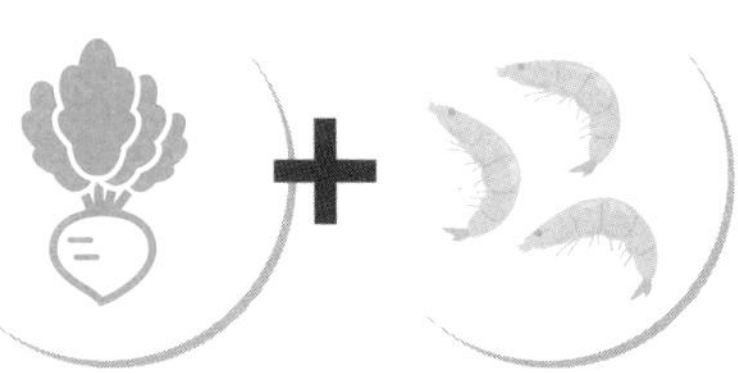

桜えびと
一緒に食べて
胃腸を温める！

季節の変化を意識して「五臓」をいたわる

旬の恵みを活かした食養生を

季節の移り変わりは自律神経に負担がかかるので、健康な人でも心身に影響を与えてしまいます。そんなときは、漢方を活かした食養生を行いましょう。**漢方では「肝《かん》・心《しん》・脾《ひ》・肺《はい》・腎《じん》」の五臓を重視しています。**五臓とは、特定の臓器のことではありません。臓腑や部位は大まかに5つに分けていますが、心と体のあらゆる機能や役割も含まれています。

気温差だけでなく、環境の変化も大きい春は、ストレスにより自律神経が乱れやすい時期。「肝」をいたわるほうれんそうや春菊、あさり、しじみなどがおすすめです。暑さが厳しく夏バテや熱中症、不眠、イライラなどが起きやすい夏は、体を冷やすトマト、すいか、レタス、なすなど「心」の働きを助ける食材で乗り切りましょう。秋は呼吸器系のトラブルや免疫力の低下が起きやすいので、体に潤いを与えるなしやイチジク、食物繊維の豊富なれんこん、山芋などを食卓に。冬は風邪や関節痛など寒さによるトラブルが増え、心も沈みがち。「腎」をいたわる黒豆や黒ごま、体を温めるえび、ねぎ、しょうが、シナモンなどを意識して。季節の恵みも食事にとり入れながら、心身の健康を守りましょう。

季節に合わせた食養生で心と体をケア

五臓の働きを補う五味（酸味、苦味、甘味、辛味、鹹《かん》味）をとり入れた食品で、季節ごとの不調をより遠ざけることができます。

五臓に深く関わる五味の食品で季節の不調を緩和

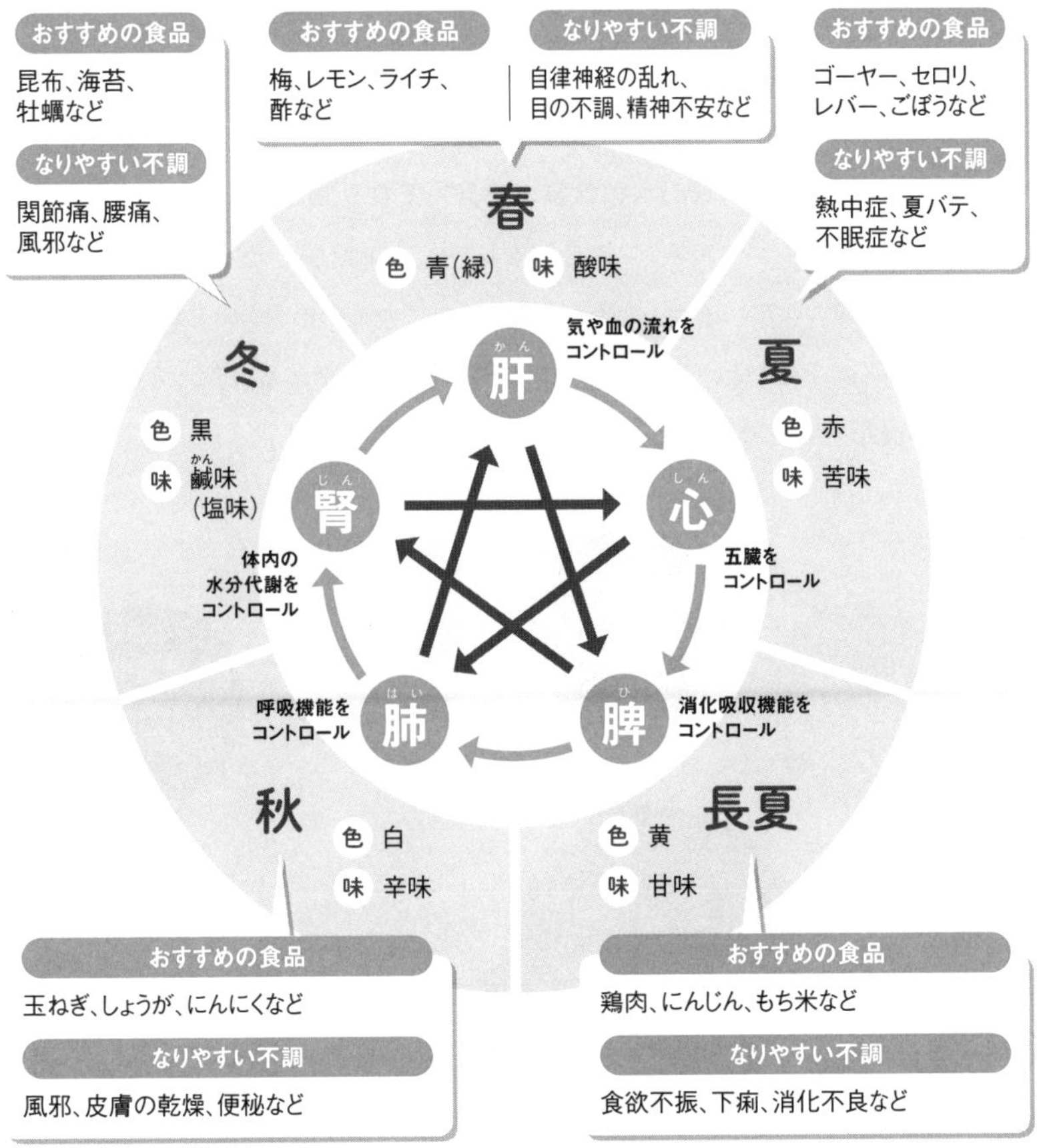

→ **相克《そうこく》** 互いの働きを抑えてバランスをとる関係

→ **相生《そうせい》** 互いの働きを促進して機能を助ける関係

Column

「よく噛む」だけで いいことといっぱい！

心や体の毒出しには「何を食べるか」だけでなく、「どのように食べるか」も重要なポイントです。なかでも「よく噛む」ことには、たくさんのメリットが。代表的なのは食欲を抑えて食べ過ぎを防止すること。そのほかにも、インスリンの分泌を増やして血糖値の急上昇を抑える働きがあります。また、たくあんなどの歯ごたえのあるものを規則正しいリズムで噛むと、幸せホルモンのセロトニンが増えるので、ストレスの緩和も期待できます。

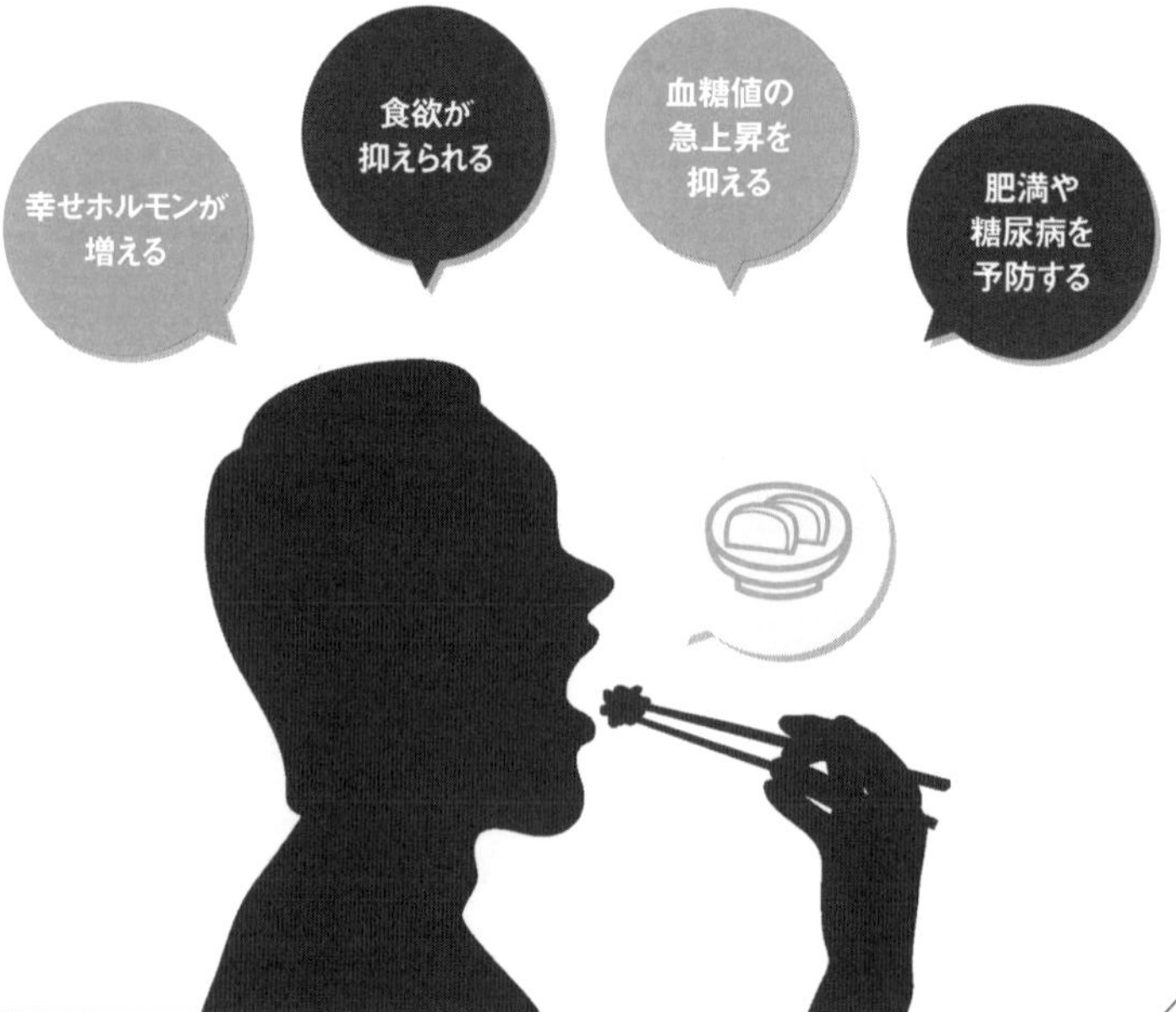

第4章

飲むだけで毒を出す漢方薬の選び方

心と体の毒出しのスペシャルアイテムは「漢方薬」。体質タイプを見極めて食養生にプラスすると、不調とは無縁の快適な毎日に。

第4章

心と体の毒を出す「漢方」とは。

日本独自に進化した日本の伝統医学

西洋医学には健康から病気に向かっている状態を指す「未病《みびょう》」という概念がなく、病名が定まらないと積極的な治療ができません。**原因がわからない不調に悩んでいるときは、心も体も整える漢方をとり入れてみましょう。**

漢方は6世紀頃に中国から伝わり、日本の気候や日本人の体質に合わせて独自に進化した日本の伝統医学です。人間の体も自然の一部と考え、〝病気〟ではなく〝病人〟をみることを重視しています。漢方には「証《しょう》」という言葉があり、これは病名のようなもので、心身の状態をみるときの指針となる概念です。これに基づき、「気《き》・血《けつ》・水《すい》」や「虚実《きょじつ》（実《じつ》証《しょう》・虚証《きょしょう》）」などから判断して治療をします。「気」は目には見えない活力や生命活動を支えるエネルギー、「血」は血液や栄養素、血流、「水」は汗やリンパ液など血液以外の体液を指します。一方、「虚実」には力が強くあり余っている「実証」と力が弱って足りない「虚証」があり、「気・血・水」と組み合わせて診断します。また、自然界の代表的な物質である「木・火・土・金・水」を用いて物事の性質を分類する「五行説」や、全てのものを陰と陽に分ける「陰陽説」もベースになっています。

未病のうちに解消して大病にしない「漢方」の知恵

漢方とは?

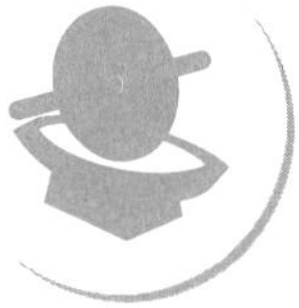

何千年もの経験から導き出された東洋医学をもとに進化した日本の伝統医学「漢方」。明らかな病気ではないけれど、どうも調子が悪いという「未病」の改善に力を発揮します。

人の体は「気・血・水」の3つで構成されている

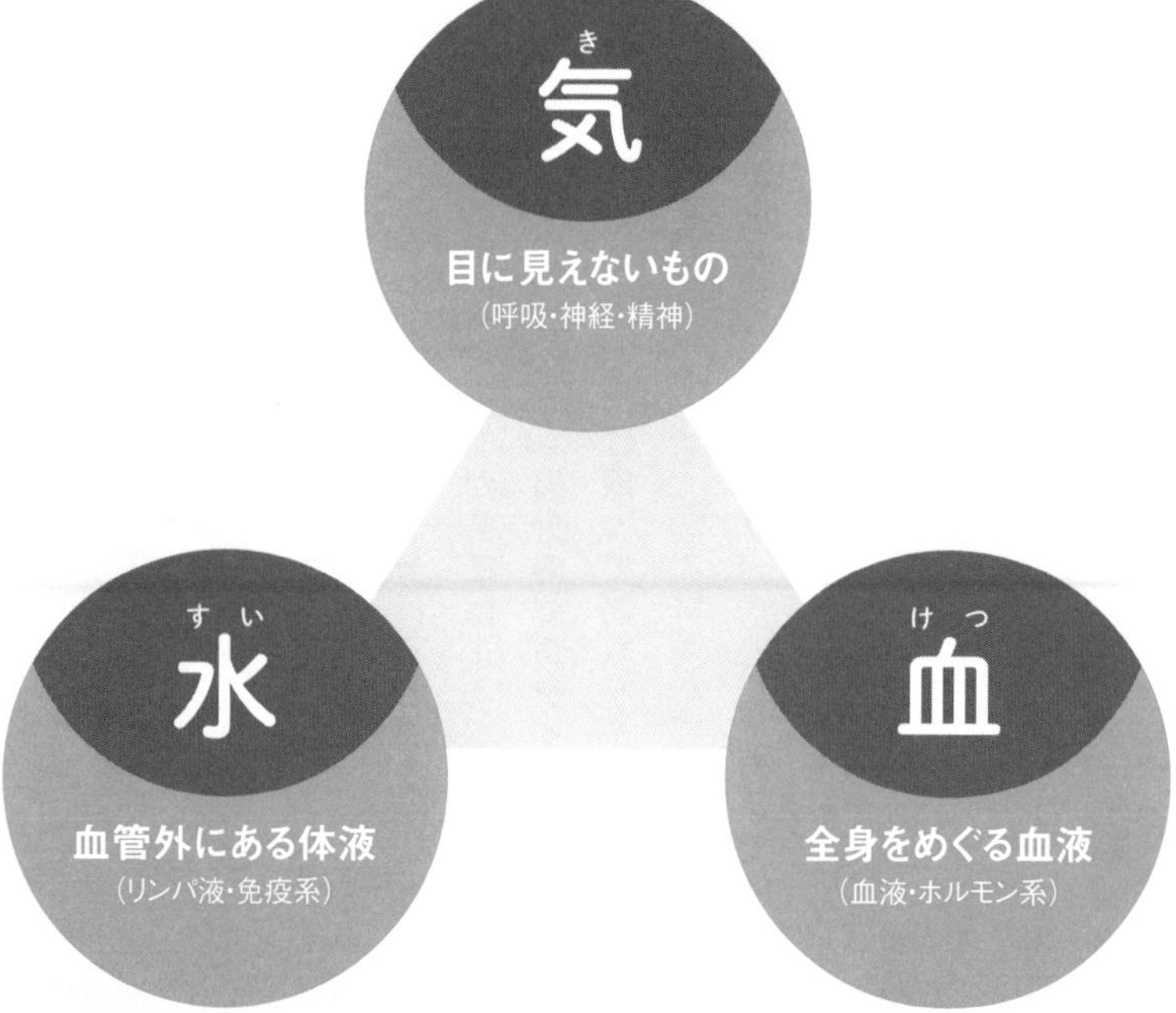

「証」と「気・血・水」で体質タイプを知る

まずは自分の体質を知ること

治療法は体質タイプが教えてくれる

様々な不調が本格的な病気になる前に手を打つには、症状を引き起こしている根本原因にアプローチしなければなりません。**漢方では不調のおおもとに、体を構成している「気・血・水」の巡りに偏りや滞りがあるととらえていて、巡りを整えるためには、一人ひとりの体質タイプに合わせて薬を処方します。**自分が「気・血・水」のどのタイプなのかは、左ページにあるチェックリストでわかります。リストには、それぞれのタイプの特徴を示しているので、チェックが一番多いのがあなたの体質タイプ。ほとんどの人が3つの体質タイプに分けられますが、なかには複数のタイプがあてはまる場合もあります。

自分の体質タイプを知ることは、体を健康に保って病気を予防するためにも役に立ちます。例えば頭が痛いとき、「気」タイプと「血」タイプ、「水」タイプでは、症状が起きている原因が違います。また、どうしたら痛みを和らげることができるか、対処法もそれぞれ。身近な食材を1品プラスする、ゆっくりお風呂に入るといったことで改善できるケースもあります。まずは、自分自身の体質タイプを知ることから始めてみましょう。

「気・血・水」のタイプ別チェックリスト

漢方といっても難しく考えなくてOK。体質タイプはチェックリストで知ることができ、体たけでなくメンタルの不調も改善します。

この項目にチェックが多い人は「気」タイプ

(P.112へ)

- □ ストレスで過食気味
- □ 食べるとほっと安らぐ
- □ 生活習慣が乱れている
- □ すぐにイライラして怒りっぽい
- □ ささいなことを気にする
- □ 寝つきが悪く、寝不足気味
- □ 人に質問をすることが多い
- □ 肩や背中がこる
- □ 便秘気味
- □ 脇やみぞおちが張る
- □ のどにつかえを感じる

この項目にチェックが多い人は「血」タイプ

(P.114へ)

- □ 肌の色がくすんでいる
- □ 体型はがっちりしている
- □ 目のまわりにクマがある
- □ 肌荒れしやすい
- □ お腹のまわりに脂肪がつきやすい
- □ お尻の肉づきがよい
- □ つい食べてしまう
- □ 便秘がち
- □ ニキビができやすい
- □ 体が冷える
- □ のぼせがある

この項目にチェックが多い人は「水」タイプ

(P.116へ)

- □ 運動は苦手
- □ 筋肉がない
- □ すぐ座りたくなる
- □ 肌の色が白い
- □ ぽっちゃり体型
- □ むくみやすい
- □ おしりや太ももがたれている
- □ 疲れやすい
- □ 体が重くてだるい
- □ 汗をかきやすい
- □ トイレが近い

「気」タイプのおすすめ漢方薬は「大柴胡湯《だいさいことう》」

気の乱れによるストレスが不調のもと

「気」とは目には見えないけれど、全身を巡っているエネルギーのようなもののこと。気が整っていれば元気、滞ったり乱れたりしたら、病気になっていると考えるのがわかりやすいでしょう。**「気」タイプの人は、体格がよくて固太り、比較的体力はあるけれど、肩や背中がこりやすい特徴があり、ストレスが不調や肥満の原因になっています。**

「気」タイプは「気逆《きぎゃく》」「気虚《ききょ》」「気滞《きたい》」に分けられます。気逆は、通常なら上から下に巡っていく気が下から上に逆流するため、頭痛、めまい、動悸、冷えのぼせなどが起きやすくなります。メンタル面はいつもイライラして感情的になりがち。気の逆流に繋がるアルコールや香辛料のとり過ぎに注意しましょう。気虚は、気が不足しているので疲れやすく、食欲不振や胃もたれ、下痢などを起こしがちです。睡眠や休養をしっかりとり、刺激物や脂っこいもの、体を冷やす食べ物は控えめに。気滞は、自律神経のバランスが乱れやすく、ストレスによるイライラや不安を招きがちです。**「気」タイプは、メンタルと深く関わる腸内環境を改善すると、気の巡りが整い、不調や肥満の改善に繋がります。**

「気」タイプの不調の原因は気の巡りの乱れ

気とは?

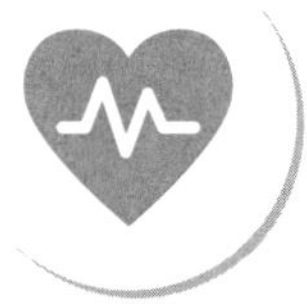

「気」は生命活動に欠かせないエネルギーのようなもので、「気逆」は気が逆に流れている状態、「気虚」は気が不足している状態、「気滞」は気が滞っている状態です。

心に表れる症状

気逆は、気が高ぶる、イライラなど。気虚は、やる気の低下など。気滞は、不安や憂うつ感などを感じやすいです。また、「気」タイプは気分の落ち込みを食べることで解消しがちです。

／ すぐにイライラしてしまう ＼

体に表れる症状

気逆は、頭痛やめまい、動悸など。気虚は、食欲不振、胃もたれなど。気滞は、自律神経系の不調を起こしがち。また、「気」タイプは代謝が落ちて、体内に脂肪などをため込みやすい特徴があります。

／ 頭が痛くてどうしようもない ＼

「気」タイプの毒出し漢方薬は ➡ **大柴胡湯《だいさいことう》**

気の巡りを促して胃腸の状態を整え、代謝をスムーズにします。ストレスによる過食や糖質依存が落ち着いて肥満も改善します。

「血」タイプのおすすめ漢方薬は「防風通聖散《ぼうふうつうしょうさん》」

血行不良で冷えやすく睡眠の悩みも

漢方が考える「血」は血液そのものだけではなく、運搬される栄養素や酵素、流れまでを含んでいて、西洋医学の血液よりも広い意味を持ちます。**「血」タイプの人は顔色が悪く目の下にクマがあり、冷えやのぼせ、頭痛、肩こり、便秘、女性なら月経痛に悩まされがち。周囲の人に気を使い過ぎる傾向が見られ、睡眠が乱れることもあります。**

「血」タイプは、「瘀血《おけつ》」や「血虚《けっきょ》」が不調の原因になっています。瘀血は、血の巡りが滞って血行障害を起こしている状態。体内に余分なものをため込んでしまうので、色素沈着やあざ、クマなどができやすくなります。高血圧も、血が滞るから圧をかけて流そうとしているのが原因。頭痛や肩こり、月経痛、生理不順などは、血の滞りから痛みが生じています。血虚は、血液が不足している状態なので、顔色が悪く疲れやすくなります。肌荒れや抜け毛、白髪の原因にも。「血」タイプは、代謝が低下して余分なものを排出する流れが悪く、老廃物や脂肪をため込みやすくなります。**代謝アップには、体を冷やさないよう心がけ、血流をよくする食材や滋養のある食事を心がけましょう。**

「血」タイプの不調の原因は血流などの滞り

血とは?

漢方の「血」とは血液の流れのこと。「瘀血」は血流が滞っている状態、「血虚」は血液が足りていない状態です。どちらも代謝が悪くなっています。

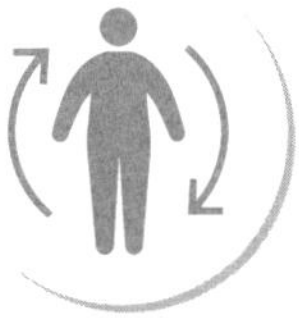

心に表れる症状

「血」タイプは寝ている間も緊張して熟睡ができないことが多いため、思考力が低下しやすい傾向があります。瘀血は、緊張しやすく、虚血は、集中力や記憶力が低下してぼんやりしがち。

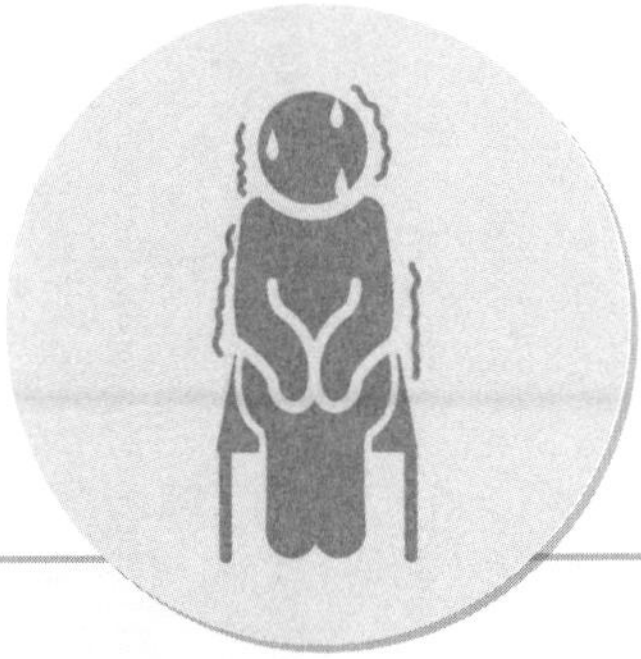

すぐ緊張してしまう

体に表れる症状

瘀血は、目の下のクマや生理不順、高血圧、肩こり、頭痛に。血虚は、冷え、肌荒れ、白髪に悩みがちです。また、「血」タイプは排出の流れが滞り、脂肪をため込みやすくなっています。

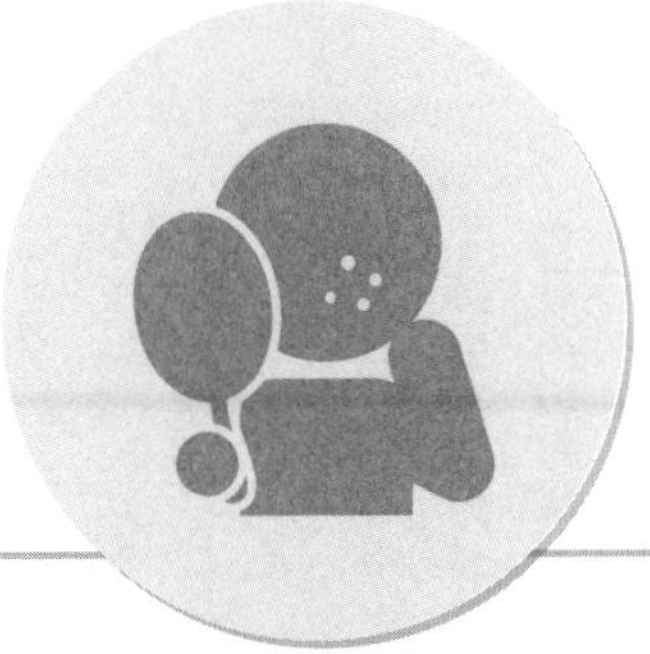

肌が荒れやすい

「血」タイプの毒出し漢方薬は ➡ **防風通聖散《ぼうふうつうしょうさん》**

血の巡りをよくして血流や水分代謝を促進し、便秘を改善。脂質代謝もよくなり、内臓脂肪や皮下脂肪が減ってお腹まわりもすっきり。

「水」タイプのおすすめ漢方薬は「防已黄耆湯《ぼういおうぎとう》」

水分代謝が悪く免疫力も低下

「水」は、汗やリンパ液など血液以外の体液全般のこと。西洋医学のリンパ液と同じような役割を担い、水分代謝だけでなく、ウイルスや細菌といった外敵から体を守る免疫システムにも深く関わっています。**「水」タイプの人は、色が白くて筋肉が少ないぽっちゃり型。汗をかきやすく動くのが億劫で、すぐ疲れる、むくみやすいなどの特徴があり、アレルギー症状も出やすくなります。**

「水」タイプには、「痰湿《たんしつ》」と「陰虚《いんきょ》」があります。痰湿は、水の巡りと排出のバランスが崩れて、「水毒」という余分な水分をため込んだ状態になりやすいため、体が重く、少し動いただけで疲れるから体を動かさなくなり、水の巡りはますます滞って太るという悪循環に。動脈硬化や狭心症、脳梗塞を引き起こす要因にもなります。陰虚は、逆に水が足りていない状態。やせ型で頬が赤身を帯びやすく、目やのどの乾燥、便秘、耳鳴りなどに悩まされがち。「水」タイプの不調改善には、停滞している水の巡りをよくして、余分な水を排出するのが大切。**冷たい飲み物を避け、ぬるめのお風呂でゆっくり体を温めましょう。軽いウォーキングも効果的です。**

「水」タイプの不調の原因は循環の悪さ

水とは?

「水」は、血液以外の体液を表しています。「痰湿」は余分な水分が停滞している状態、反対に「陰虚」は必要な水分が不足しています。どちらも水分代謝が低下しています。

心に表れる症状

痰湿は、穏やかでのんびりしたタイプ。陰虚は、継続が苦手で落ち着かないところがあります。また、「水」タイプは疲れやすく、動くのが億劫で、ほとんど運動をしない傾向があります。

なんだか落ち着かない

体に表れる症状

痰湿は、肥満や高脂血症、動脈硬化。陰虚は、目やのどの乾燥、便秘などを起こしやすいタイプです。また、「水」タイプは体に余分な水分をため込みやすく、むくみやすい特徴があります。

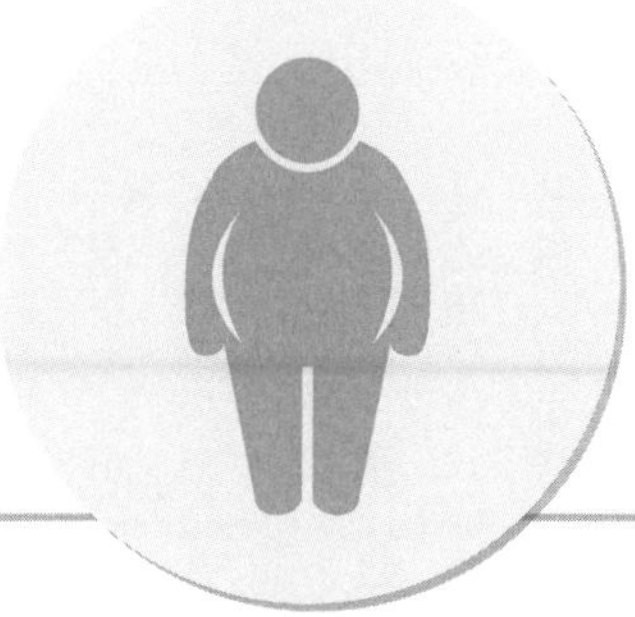

水太りやすい

水タイプの毒出し漢方薬は ➡ 防《ぼう》已《い》黄《おう》耆《ぎ》湯《とう》

水分代謝を活発化させて余分な水分を排出し、むくみや水太りを改善。疲れにくくなり、筋肉の少ない体が引き締まります。

第4章

漢方薬を飲むときのコツ

漢方薬を処方する医師も増えている

西洋薬のほとんどは、人工的に化学合成され、１つの症状に強い薬理作用を発揮します。一方、**漢方薬は、植物・動物・鉱物など天然の生薬を2種類以上組み合わせているので、1つの処方で様々な症状に効果があります。**現在、１４０以上の漢方薬が医療用として保険適応され、漢方と西洋医学両方の長所をとり入れる医師も増えています。漢方薬というと、煎じ薬で面倒なイメージがありますが、最近は生薬からとり出したエキスを顆粒・細粒・錠剤など、飲みやすく加工したものが一般的。身近な場所でいえば、ドラッグストアでも購入できます。

漢方薬を服用するタイミングは基本的に、食事の30分前、もしくは食事を終えた2時間後。コップ1杯のお湯で飲むのがおすすめ。胃の中が空になっているほうが、薬効成分の吸収がよいからです。胃が弱い、胃もたれする、飲み忘れたというときは、食後30分でも大丈夫。ただし、飲み忘れたからといって、2回分を一度に服用するのはＮＧ。また、独特の味やにおいが気になるからといって、お茶やジュースなどと一緒に飲むのは漢方薬の働き、吸収に影響を与えるので避けましょう。

日常的にとり入れやすい漢方薬

漢方薬とは?

漢方薬は何千年もの経験の積み重ねから、自然由来の生薬を組み合わせたもの。1つの処方で複数の不快症状を改善する効果があり、薬局でも購入することができます。

漢方薬が効く主な症状

しびれ・痛み・疲れ　イライラ・うつ　食欲不振・便秘・下痢　高血圧・高血糖　ダイエット・しみ・しわ

漢方薬の服用のコツ

1. お湯を口に含む
2. お湯の上に山をつくるように漢方薬を入れて飲み干す
3. もう一口お湯を飲む

漢方薬を飲むときの注意

1回に飲む分量をしっかりと守る

漢方薬はたくさん飲んでも効果が高まるわけではありません。飲み忘れたからといって2回分を1度に飲んだりすると作用が強く出過ぎてしまいます。

複数の漢方薬を飲む際は飲み合わせを確認する

複数の漢方薬を同時に飲んでしまうと、生薬のバランスが崩れ、効果を打ち消しあったり、好ましくない症状が出たりしてしまうケースがあります。

第4章

症状別に使えるおすすめ漢方薬

特徴を理解して暮らしを快適に

気になる症状の改善や病気の予防に、漢方薬をとり入れてみたいと思う人もいるでしょう。ドラッグストアで誰でも購入できる漢方薬の生薬成分は、医師が処方する医療用の漢方薬と一緒です。ただ安全を考慮して、一般用は成分量を少なくしていることもあります。友人や知人から「とても効果があった」と聞くと同じ薬を試してみたくなるものですが、**漢方薬は一人ひとりの体質や証に合わせて処方されるものなので、同様の症状でも違う薬のほうが効果があるケースもあります。**使ったことのない漢方薬を購入するときは、自己流で判断せず、医師や薬剤師、登録販売者などに一度相談すると安心です。

また、漢方薬はゆっくり穏やかに効くものと思われがちですが、急性期の症状に短期間用いる即効性のあるものもあります。**西洋薬に比べると少ないとはいえ、副作用がまったくないわけではありません。使い初めの2週間は、体調の変化に気をつけましょう。**漢方薬と上手につき合えば、日々の暮らしは驚くほど快適になります。左ページを参考に、市販で手に入る漢方薬の特徴を知って、賢くとり入れてみてください。

市販でも手に入る! 症状別おすすめ漢方薬

補中益気湯《ほちゅうえっきとう》

期待できる効果 **疲労倦怠、食欲不振、うつ、免疫力アップ(風邪、感染症予防)**

解説 胃腸の消化吸収を整えてエネルギーの不足を補い、免疫力を高める。疲れやすい「気虚」の改善に効果がある。

抑肝散加陳皮半夏《よくかんさんかちんぴはんげ》

期待できる効果 **神経症(イライラ、ストレス)、うつ、不眠、自律神経失調症**

解説 イライラしているとき「肝」の高ぶりを抑え、自律神経の調節をしながら「血」を補い、「気」「血」を巡らせる。

柴胡加竜骨牡蛎湯《さいこかりゅうこつぼれいとう》

期待できる効果 **不眠、不安神経症、神経質、うつ、動悸**

解説 疲労やストレスで「気」の巡りが悪くなり、不安や不眠などに悩んでいるときに、体にこもる熱を冷まして改善。

五苓散《ごれいさん》

期待できる効果 **頭痛、めまい、むくみ、下痢、胃腸炎**

解説 余分な「水」を体外に排出して、頭痛、めまい、むくみ、二日酔いの解消に。急性胃腸炎や下痢にも効果を発揮。

桂枝茯苓丸《けいしぶくりょうがん》

期待できる効果 **肩こり、頭痛、更年期障害、のぼせ、月経不順、冷え、しみ(肝斑)**

解説 下半身の冷えや肩こり、頭痛、月経痛、更年期障害など、「血」の流れが滞って起こる女性の不調を改善。

葛根湯《かっこんとう》

期待できる効果 **風邪、インフルエンザ、頭痛、肩こり、筋肉痛**

解説 体を温めて発汗を促し免疫力をサポート。頭痛や肩こり、筋肉痛、鼻炎など、風邪の諸症状におすすめ。

八味地黄丸《はちみじおうがん》

期待できる効果 **アンチエイジング、冷え性、頭痛、腹痛、下肢痛、頻尿、かゆみ、むくみ**

解説 体を温めて体全体の機能低下を改善し新陳代謝を高める。中年期以降の尿トラブルや眼精疲労にも。

杞菊地黄丸《こぎくじおうがん》

期待できる効果 **かすみ目、のぼせ、頭重、めまい、排尿困難、頻尿、むくみ、視力低下**

解説 腎を補う六味丸に、加齢に伴う目の諸症状に効く枸杞子を配合。かすみ目、つかれ目、のぼせなどに効果あり。

第4章

あらゆる症状に効く究極の漢方薬「人参養栄湯《にんじんようえいとう》」

要介護一歩手前のフレイルにも有効

漢方は一人ひとりの体質や証に合わせて処方する、いわばオーダーメイド医療。ですが、**漢方外来を続けていく中で、多くの人にとって効果が見込める漢方薬に出合うことができました。それが「人参養栄湯」です。**人参を主薬として、白朮・黄耆・陳皮・遠志・五味子・当帰・地黄・茯苓・甘草・桂皮・芍薬の12種類の生薬が配合された漢方薬です。

　人参養栄湯は、もともと抗がん剤の副作用の軽減などに利用されていて、免疫機能が改善することは明らかでした。そこで、精神的・身体的ストレスや疲労による免疫力低下が原因と思われる慢性疲労、肩こり、倦怠感、などがある患者に処方したところ改善が見られました。さらに、呼吸機能が低下したグループでは、風邪にかかる頻度がおよそ半分に。要介護の一歩手前の状態であるフレイルから、健常な状態に戻る効果も実証されつつあります。このほか、幅広い症例で改善が見られ、副作用もほとんどありません。ただし、**人参養栄湯には多くの漢方薬で使用される甘草が含まれているため、飲み合わせには注意が必要です。そのほかの漢方薬も2種類以上服用する場合は、必ず専門家にご相談ください。**

最強の漢方薬「人参養栄湯」

「人参養栄湯」って何?

漢方薬を試してみたいけれど、体質タイプや症状に合わせて選ぶのが大変という人におすすめなのが「人参養栄湯」です。幅広い症状の予防目的でも使えて副作用が少なく、手軽に入手しやすいのも魅力です。

＼ こんな生薬が入っている! ／

[人参《にんじん》]
抗疲労、もの忘れ防止、骨量増加

[白朮《びゃくじゅつ》]
抗うつ、脳神経疾患の予防

[黄耆《おうぎ》]
ダイエット効果、滋養強壮

[陳皮《ちんぴ》]
神経障害の改善、血圧降下

[遠志《おんじ》]
認知機能改善、ストレス軽減

[五味子《ごみし》]
血流改善、筋肉量増加

[当帰《とうき》]
冷えの改善、美肌効果

[地黄《じおう》]
補血作用、血管内の傷の補修

[茯苓《ぶくりょう》]
精神安定、むくみ改善

[甘草《かんぞう》]
抗炎症作用、鎮痛、鎮咳去痰

[桂皮《けいひ》]
血流増加、冷え改善

[芍薬《しゃくやく》]
鎮静作用、血管拡張作用

これだけは注意しよう!

ほかの漢方薬を飲んでいる人

甘草はおよそ7割の漢方薬に使われているので、重複を避けるためにほかの漢方薬との併用は避けてください。

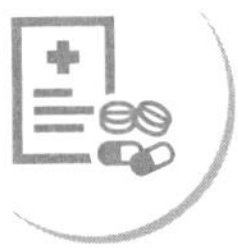

胃腸が弱い人

地黄で胃もたれや胃痛、食欲不振などが起きることがあるので、症状が表れたらただちに服用を中止してください。

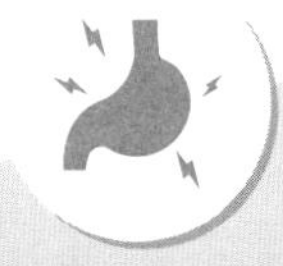

食養生と漢方薬で体は生まれ変わる

パーフェクトは目指さなくていい

病院で検査をしても、原因や治療法が見つからない不調や症状を抱えている人は、もう我慢しなくてもよいのです。病気ではなく、病人をみる漢方でアプローチすれば、**病気と病気のすき間にあるような「心身の不調」もきっと解決の糸口が見えてきます**。自然界にある植物や鉱物、動物などを組み合わせた漢方薬は、気を養う胃腸をはじめとする消化器系にやさしいので、お腹の調子を整えながら不調を遠ざけることができます。

その効果を高めてくれるのが食養生です。**どれほど優れた薬でも、病気を治せるのは3割まで、後の7割は身を養う食養生にかかっています**。生活リズムや睡眠も心身のコンディションを左右するので、この機会に見直してみましょう。パーフェクトを目指す必要はありません。仕事でもダイエットでも、知らず知らずのうちに力が入り過ぎて、達成できなかった自分に厳しくダメ出しをしていることがあります。**ネガティブな気持ちの中でも自己嫌悪は一番よくない心の毒。これがたまると、体の毒にもなります**。まずは、できる方法を楽しみながらとり入れて、笑顔で過ごすことが何よりの健康法です。

毒出しで心と体を健やかに

原因がわからない不調を抱えているときこそ、毒出しを行ってみましょう。生活習慣、食養生、漢方薬の3つの組み合わせで効果が高まります。

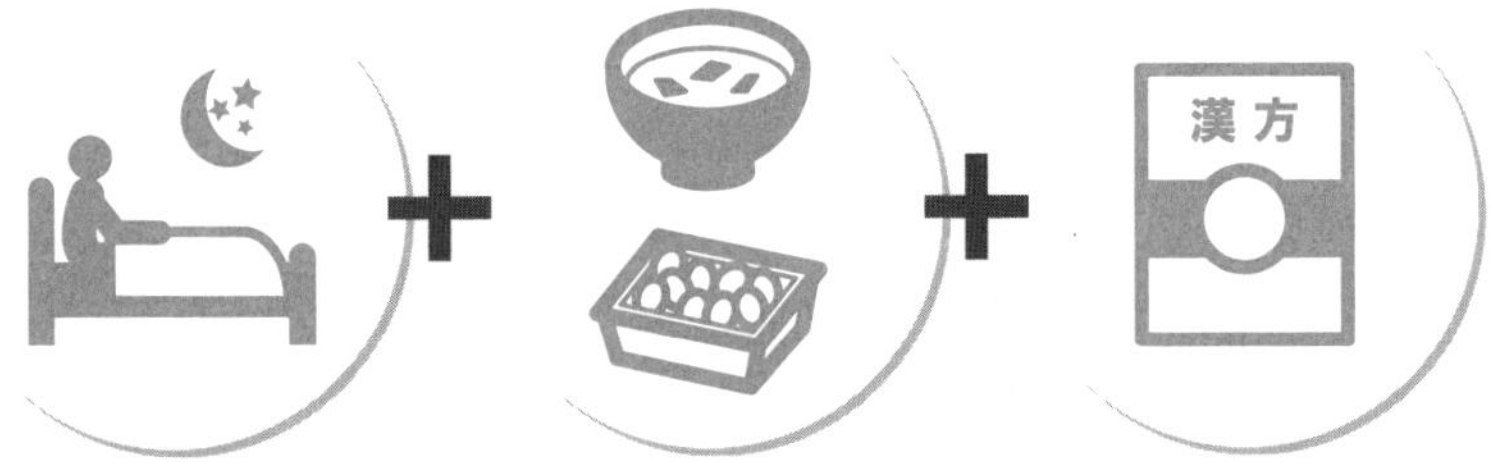

生活習慣　＋　**食養生**　＋　**漢方薬**

＼ 3つの組み合わせでしっかり毒出し！ ／

続けるためにはパーフェクトは目指さない

＼ **朝起きたら日光を浴びる** ／

＼ **20秒スキップで心をデトックス** ／

＼ **がっつりな夕食はなるべく避ける** ／

完璧を求めずできるものをやればOK

これまで紹介してきたように、毒出しには様々な方法があります。自分の生活スタイルに合わせて、できるものをとり入れてみてください。大切なのは続けること。心や体にたまった毒を出して、心身ともに健康な体を手に入れましょう。

おわりに

「心の毒」と「体の毒」は、日々の生活の中で簡単に出せることがおわかりいただけたでしょうか。
私の治療は、生活習慣の改善から始めることを基本としています。朝昼晩きちんと食事をする、日光を浴びて良質な睡眠をとるといった一見当たりまえのようなことを改善するだけでも、心と体はラクになります。

将来が不安、人間関係がうまくいかない、重要な仕事を任されるなど、生きる上で、ストレスや悩みといった「心の毒」を完全に断ち切ることはできません。「体の毒」がたまって、健康診断で色々な数値が引っかかり始めることもあるでしょう。

「健康は、幸せな人生の土台」です。自分のことはつい後回しにしがちですが、今の健康状態を悪化させないためにも、日々の生活の中で心と体を癒やし、上手に「毒出し」をしていくことが大切です。

最後に、心と体の毒をデトックスするのにとても有効で、最も簡単な方法をお伝えしておきます。

口角を上げ、そして、ときには大きな声を出して思いっきり笑ってください。笑いにはストレスを解消し、免疫力を上げる効果があることが様々な研究で解明されています。

完璧は目指さなくて大丈夫。

知っておいてほしいのは、「誰でも、いつからでも、今よりもっと健康になれる」ということ。昨日より今日、今日よりも明日、あなたの笑顔が増えることを願っています。

工藤内科院長 内科医 漢方医

工藤孝文

工藤孝文（くどう・たかふみ）

福岡大学医学部卒業後、アイルランド、オーストラリアへ留学。帰国後、大学病院、地域の基幹病院を経て、現在は、福岡県みやま市の工藤内科で地域医療を行っている。糖尿病・ダイエット治療・漢方治療を専門とし、うつ・心身症・自律神経失調症の治療なども行っている。NHK「ガッテン!」、日本テレビ「世界一受けたい授業」などメディア出演多数。著書・監修書籍は100冊以上におよび、Amazonベストセラー多数。日本糖尿病学会・日本高血圧学会・日本肥満学会・日本東洋医学会・小児慢性疾病指定医。

【参考文献】
『うつぬけ生活習慣』（著者 工藤孝文・青春出版社）
『ズボラな人でも コレステロールがラクラク下がる!』（著者 工藤孝文・永岡書店）
『ゆるやせ漢方ダイエット』（著者 工藤孝文・日本文芸社）
※このほかにも、多くの書籍やウェブサイトを参考にしております。

【STAFF】

編集	森田有紀、塩屋雅之、矢ヶ部鈴香（オフィスアビ）
編集協力	松本美和
装丁・デザイン	成富英俊（成富デザイン事務所）
イラスト	内山弘隆（P.55）
カバーイラスト	羽田創哉（I'll products）
校閲	聚珍社

専門家《せんもんか》がしっかり教《おし》える 健康《けんこう》図《ず》解《かい》 毒《どく》出《だ》し

2023年2月10日　第1刷発行

著　者	工藤孝文《くどうたかふみ》
発行者	吉田芳史
印刷所	株式会社光邦
製本所	株式会社光邦
発行所	株式会社日本文芸社 〒100-0003　東京都千代田区一ツ橋1-1-1 パレスサイドビル8F TEL.03-5224-6460［代表］ 内容に関するお問い合わせは、小社ウェブサイト お問い合わせフォームまでお願いいたします。
URL	https://www.nihonbungeisha.co.jp/

Printed in Japan 112230126-112230126Ⓝ01　(302008)
ISBN 978-4-537-22069-8
(編集担当：上原)